¡Bienven

La misión de Vanesa Català Books es clara: empoderar a las personas mayores, inspirar la vitalidad y ofrecer un camino hacia una vejez activa y plena.

En un mundo en constante evolución, donde a menudo se subestima el potencial de este público, he querido desafiar esta creencia a través de mis libros. Cada uno de ellos está cuidadosamente diseñado con el propósito de invitar a la exploración, el aprendizaje continuo y al disfrute de los desafíos que presenta cada actividad. Son el compañero perfecto para aquellas personas mayores que buscan una fuente de conocimiento, entretenimiento y apoyo en esta etapa de la vida que merecer ser vivida con plenitud.

Como agradecimiento por tu confianza depositada en mí, quiero decirte que este libro contiene un ¡REGALO!

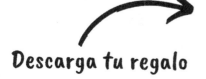

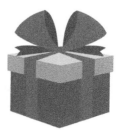

También puedes enviarme un mensaje al correo electrónico para mandarte el regalo. Solo tienes que escribir la palabra "pasatiempos 1" a la siguiente dirección:

contacto@vanesacatalabooks.com

¡Tu opinión es importante!

Me siento agradecida por cada persona que decide confiar en este maravilloso proyecto y elige mi trabajo.

Si has tenido una experiencia positiva, me encantaría pedirte un pequeño favor. Tu opinión es valiosa para otras personas y para mí como autora independiente. Si pudieras tomarte unos segundos para dejar una reseña o una valoración, te estaría eternamente agradecida.

Una vez más, gracias por tu apoyo.

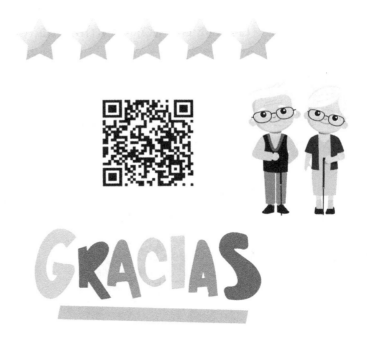

Índice

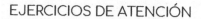

EJERCICIOS DE ATENCIÓN

1. Pon un **1** debajo de ♫ y pon un **2** debajo de ♪ :

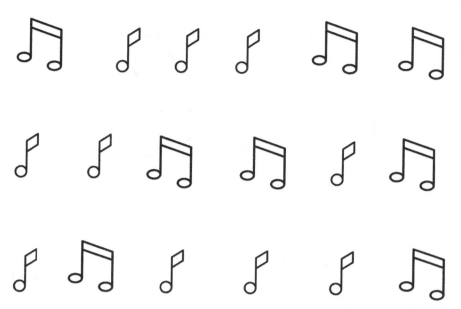

2. Rodea la letra C de color **rojo** y la letra O de color **azul**:

C R S O O O C U C T

V C O C M O C O C

Z C C C S O L N E

X O C V M M O O C

3. De las imágenes de abajo, ¿Cuál es igual que esta?

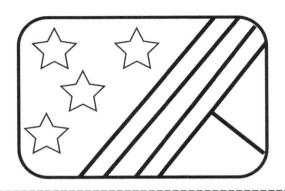

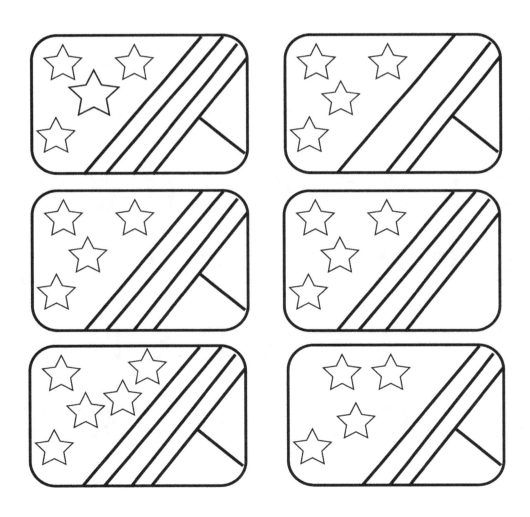

4. Pon un 3 debajo de la A, un 5 debajo de la X, un 1 debajo de la B y después suma el resultado:

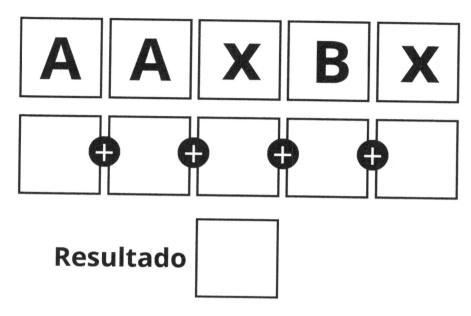

Resultado

5. Pon un 7 debajo de la Z, un 4 debajo de la S, un 1 debajo de la C y después suma el resultado:

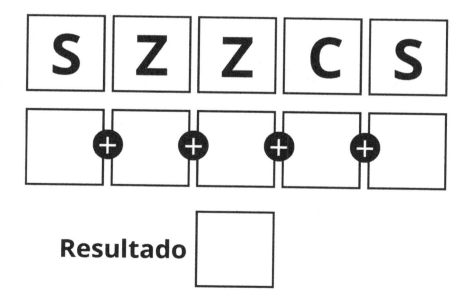

Resultado

6. Rodea el número que es igual a:

$$\boxed{187956}$$

187326	107834	187956	125723
133528	207531	754231	115724
187955	107836	167956	187956
187956	187954	187957	187956

7. Rodea el número que es igual a:

$$\boxed{458769}$$

487326	354879	215876	458769
127859	456982	458769	445896
458969	458769	325896	258769
408769	187954	458769	458769
429684	418769	257896	123777
555369	405769	453796	458769

Vanesa Català
Books

8. Rodea la letra "e":

a o o e a a e o e e

a e a e a o o o a e

e o a o a e e o o e

a e o a a a o e a e

a o o e a a e o e e

b e a c a e o e a a

q o e s o a e o e e

a e a e m o o u a e

e o s a u o e o i a

o a a e a a o o a a

a o u a e a e o m e

a e e e a o u o s a l

e o a a a o m o p e

Vanesa Català
Books

9. Cuenta las figuras e indica la cantidad correspondiente:

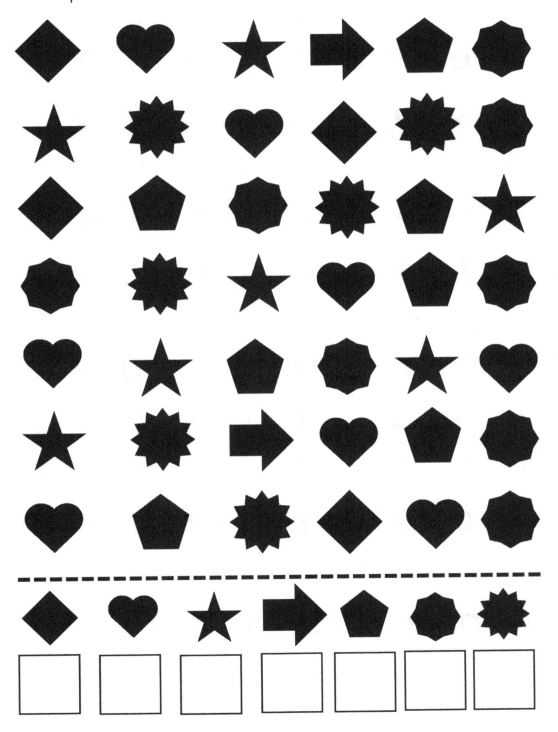

10. Dibuja las figuras en la siguiente cuadrícula en el mismo orden:

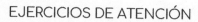

11. Encuentra y señala los dos cuadros que son idénticos:

a	c	e
i	f	o
u	m	s

a	c	e
i	n	o
u	m	s

a	c	e
s	f	o
u	m	s

a	c	e
i	n	o
u	m	s

a	c	e
i	f	u
u	m	s

a	c	e
i	f	o
u	m	s

12. Colorea la letra que se indica a continuación:

E

E	F	F	Ǝ	H	E	F	F
F	E	E	H	Ǝ	F	E	H
E	F	Ǝ	H	H	E	F	E
H	H	F	H	Ǝ	H	E	H

13. Encuentra y colorea la siguiente secuencia de letras:

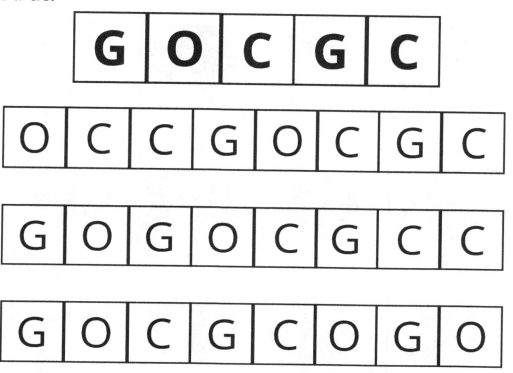

G	O	C	G	C

O	C	C	G	O	C	G	C

G	O	G	O	C	G	C	C

G	O	C	G	C	O	G	O

14. Rodea las figuras que sean iguales:

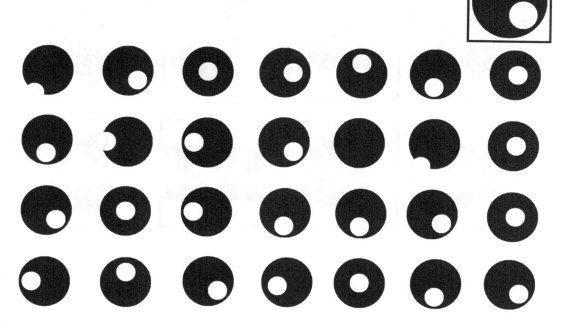

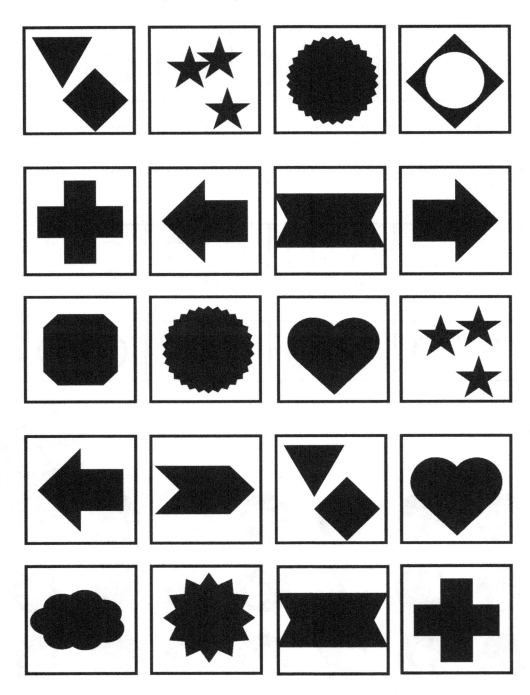

15. Señala las figuras que **NO** están repetidas:

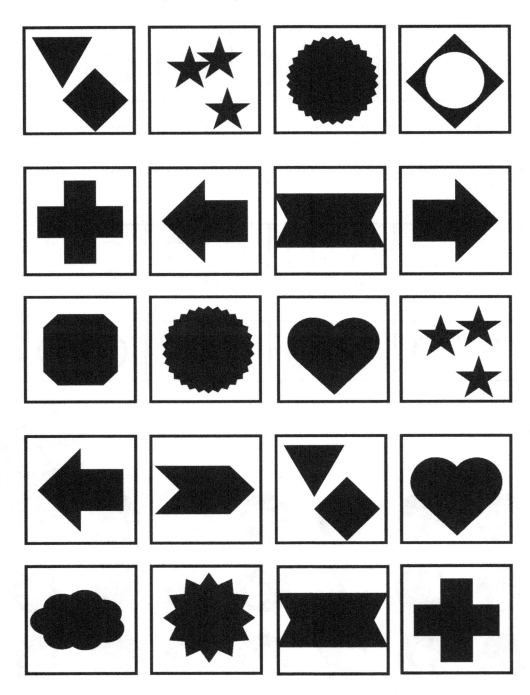

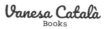

16. ¿Cuál es el trozo que le falta al dibujo?

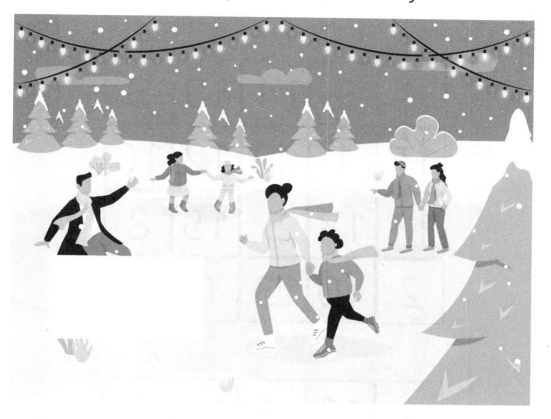

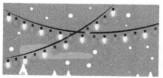

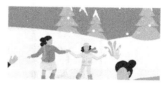

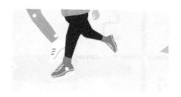

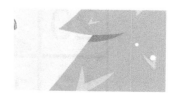

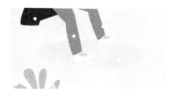

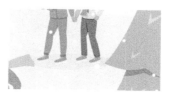

Vanesa Català
Books

17. En cada tabla están los números del 1 al 20, pero falta un número, anótalo en el cuadro blanco.

4	9	14	19	3
17	1	20	12	16
11	18	5	15	8
2	10	13	6	

1	12	19	13	7
10	3	4	16	9
20	2	17	6	5
18	11	8	14	

18. Resuelve el acertijo matemático:

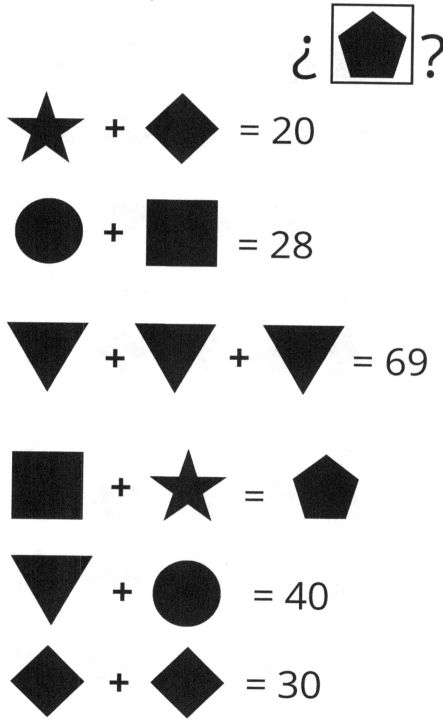

19. Rodea las estrellas de seis picos:

20. Encuentra las palabras en la siguiente sopa de letras:

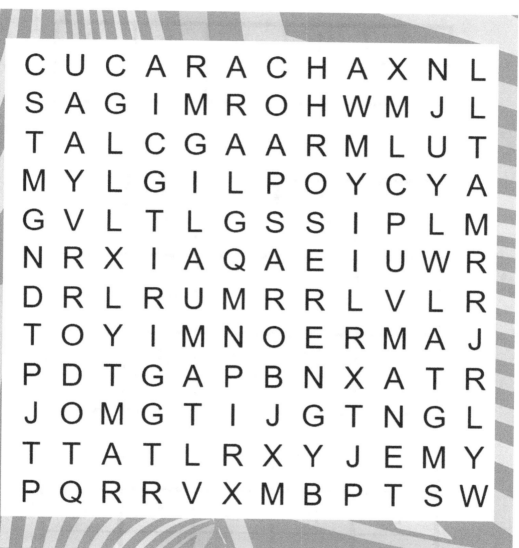

```
C U C A R A C H A X N L
S A G I M R O H W M J L
T A L C G A A R M L U T
M Y L G I L P O Y C Y A
G V L T L G S S I P L M
N R X I A Q A E I U W R
D R L R U M R R L V L R
T O Y I M N O E R M A J
P D T G A P B N X A T R
J O M G T I J G T N G L
T T A T L R X Y J E M Y
P Q R R V X M B P T S W
```

Hormiga   **Mosquito**

Avispa   **Luciérnaga**

Polilla   **Cucaracha**

Saltamontes   **Libélula**

21. Coloca en el espacio el número o la letra correcta:

B	H	J	L	P
5	3	7	1	9

H	B	3	5	1
7	9	J	1	P
3	P	H	3	5
B	J	5	H	7
L	P	B	9	B

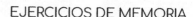

22. Lee las palabras, cierra los ojos y recítalas en voz alta.

casa	gato
pájaro	silla
coche	bombero
camión	dinosaurio
luna	estuche
secador	calcetín
armario	papel

boca	caña
niño	avión
lavadora	furgoneta
servilleta	gasolina
mantel	fotografía
estufa	sofá
mechero	pinza

23. Memoriza las siguientes palabras durante un minuto.

> agua - pijama - fregadero - sol
>
> arroz - garbanzo - bombones
>
> jabón - esponja- dinosaurio- luna
>
> sótano - alcantarilla - sombrilla
>
> playa - montaña - cesta - toalla
>
> llave - mochila - bolso - cuaderno

24. Escribe las palabras que recuerdes sin mirar el cuadro:

----

25. Memoriza los dibujos durante treinta segundos.

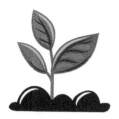 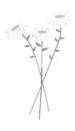 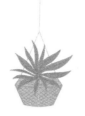 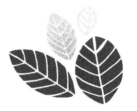

26. Pon una hoja sobre las imágenes anteriores y rodea los dibujos que habías memorizado.

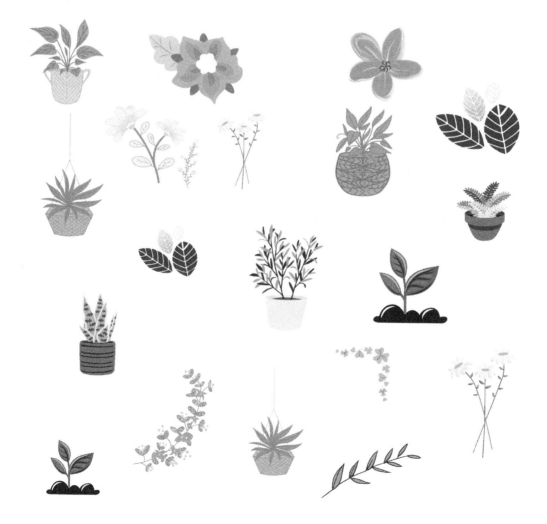

27. Observa las siguientes parejas durante un minuto:

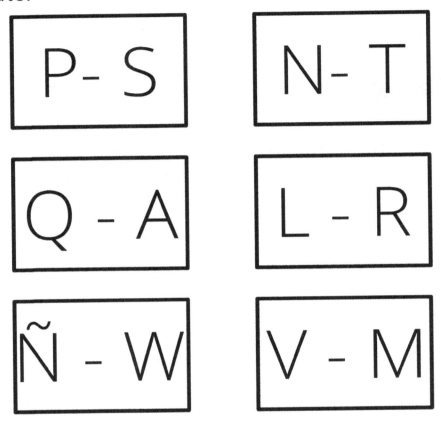

P- S	N- T
Q - A	L - R
Ñ - W	V - M

28. Pon una hoja sobre las letras y une las parejas que recuerdes:

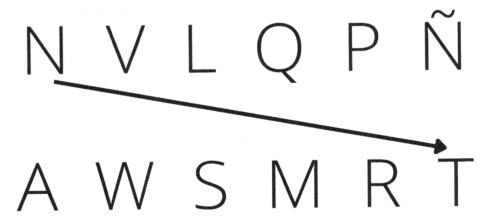

N   V   L   Q   P   Ñ

A   W   S   M   R   T

Vanesa Català
Books

29. Observa las siguientes figuras durante treinta segundos:

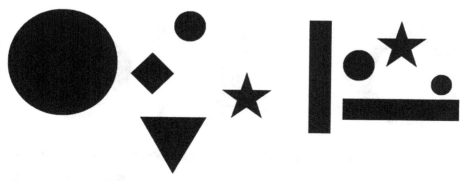

30. Pon una hoja encima de las figuras anteriores. A continuación, dibuja las figuras que recuerdes con su tamaño y lugar correspondiente.

31. Memoriza las siguientes figuras:

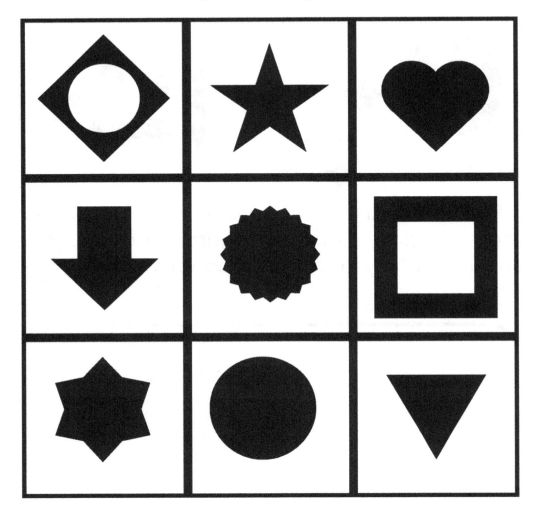

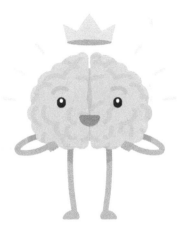

32. Sin mirar las figuras anteriores, marca su posición en la cuadrícula:

Vanesa Català
Books

33. Escribe palabras relacionadas con las palabras de cada columna:

Playa	Navidad	Chocolate
--------------	--------------	--------------
--------------	--------------	--------------
--------------	--------------	--------------
--------------	--------------	--------------
--------------	--------------	--------------

León	Camiseta	Mesa
--------------	--------------	--------------
--------------	--------------	--------------
--------------	--------------	--------------
--------------	--------------	--------------
--------------	--------------	--------------

34. Completa los números que faltan averiguando la secuencia lógica:

2023 2026 2029 _____ 2035 _____ 2041

5015 5021 _____ 5033 5039 5045 _____

_____ 7524 7526 _____ 7530 7532 _____

_____ _____ 8020 8030 8040 _____

35. Tacha las palabras duplicadas:

Miel Bies Sino Vías Mies Cien Pies Trío
Fías Frío Piso Síes Vino Crío Lías Río
Lío Cien Pías Brío Mías Síes Pino Trío
Lino Pías Viso Tías Crío Rías Fino Río
Liso Bies Guías Vías

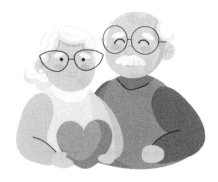

Vanesa Català
Books

36. Las letras destacadas corresponden a una palabra, descubre cuáles son siguiendo el sentido de las flechas:

C	P	R	V	E	O	F
T	A	E	R	V	T	I
F	O	S	U	F	M	L
M	G	T	A	P	O	L
O	F	I	R	S	M	A
P	V	O	T	F	R	O

C ↘ ↗ ↘ ↗ ↘ → ↓ ↓ ↓

G ↘ → ↑ ↘ ↗ →

E ↓ ↓ ↗ → ↙

------------------ ------------------ ------------------

37. Observa la siguiente imagen durante 30 segundos:

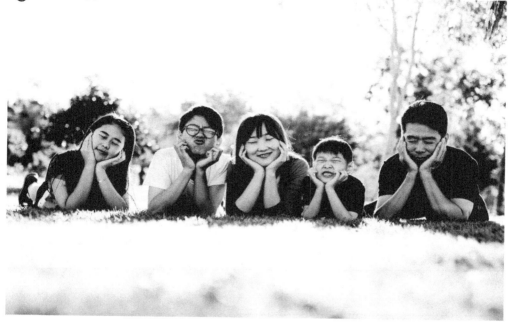

38. Sin mirar la imagen de arriba contesta a las siguientes preguntas:

¿Cuántas personas hay?

¿Cuántas personas llevan gafas?

¿Cuántos chicos hay?

Describe todos los detalles que recuerdes:

39. Escribe un texto contando cuáles han sido tus mejores vacaciones. El texto debe responder a las siguientes preguntas:

¿Qué lugar visitaste?
¿Con quién fuiste?
¿Qué hiciste durante esos días?
¿Qué es lo que más te gustó?

Vanesa Català
Books

40. Rodea los dos objetos que están relacionados en cada grupo:

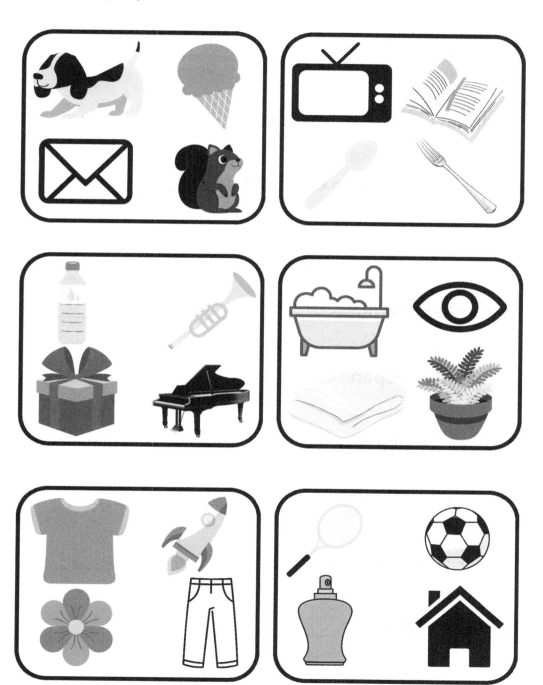

41. Completa las siguientes frases:

El primer mes del año es _____

La última letra del alfabeto es la _____

La navidad se celebra en el mes de _____

Las vocales son _____

Nombra dos verduras _____

La capital de España es _____

Nombra 2 animales marinos _____

Nombra una fruta roja _____

La margarita es de color _____

Nombra 2 oficios _____

42. Realiza un dibujo siguiendo las instrucciones:

- Dibuja una casa en el medio del cuadrado
- En la parte derecha hay dos niños jugando con la pelota
- En la parte izquierda hay un árbol gigante
- Hay un pájaro en la rama del árbol y dos pájaros volando
- En el fondo hay unas montañas

Vanesa Català
Books

43. Lee cuidadosamente el siguiente texto:

"Carmen llegó muy feliz a casa con su nuevo amigo Pablo. Pablo es un precioso cachorro que se había encontrado en la calle. Lo bañó, lo peinó y le dio una rica galleta.

Por la noche Pablo no podía dormir porque tenía mucho frío y despertó a Carmen con sus ladridos. Carmen decidió llevárselo a su cama y durmieron muy calentitos".

Ahora responde las siguientes preguntas:

¿Cómo se llama el nuevo amigo de Carmen?

_____

¿Dónde se encontró Carmen a su amigo?

_____

¿Qué le dio de comer?

_____

¿Por qué no podía dormir el cachorro?

_____

44. Observa las siguientes figuras durante 30 segundos:

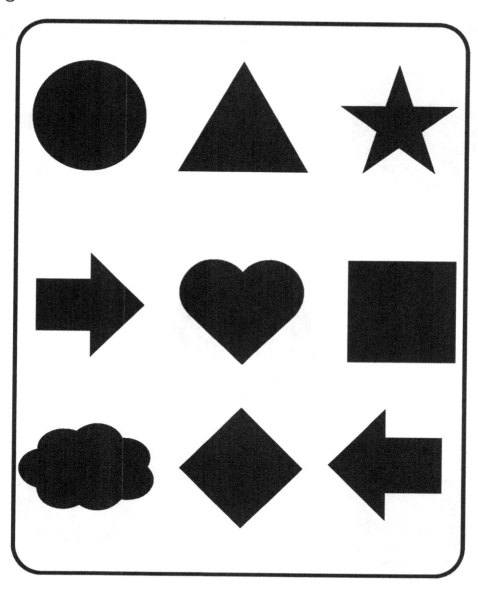

Vanesa Català
Books

45. Sin mirar las figuras anteriores dibuja las que faltan:

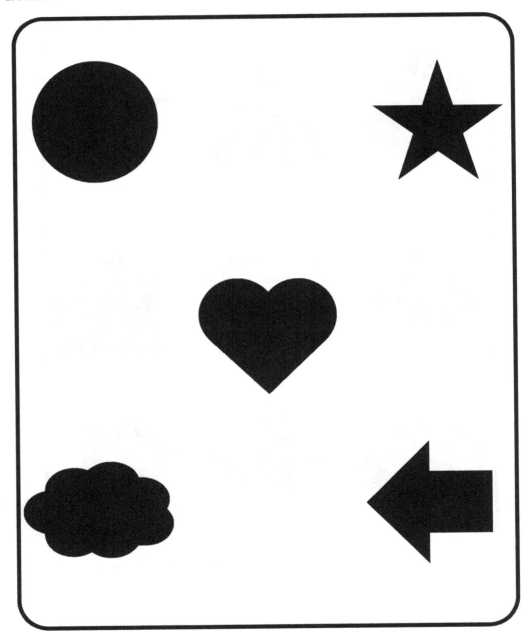

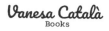

Vanesa Català
Books

46. Lee una línea. Después cierra los ojos y recita las letras en voz alta. Repite el mismo proceso con las siguientes letras.

G - C - A - H - P - L

O - W - S - D - Q - N

M - Y - I - D - V - M

47. Lee una línea. Después cierra los ojos y recita los números en voz alta.

7 - 6 - 1 - 9 - 8 - 5

9 - 8 - 8 - 3 - 2 - 7

0 - 1 - 9 - 5 - 4 - 3

Vanesa Català
Books

48. Escribe palabras que empiecen por las siguientes sílabas:

ga

----

pe

----

so

----

na

----

49. Escribe una historia divertida con las palabras anteriores:

Vanesa Català
Books

50. Relaciona los siguientes antónimos:

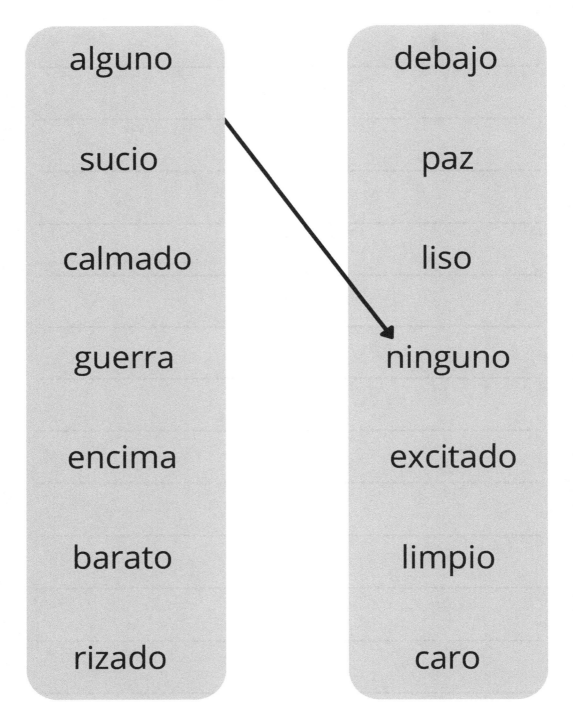

alguno	debajo
sucio	paz
calmado	liso
guerra	ninguno
encima	excitado
barato	limpio
rizado	caro

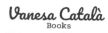

51. Completa las siguientes oraciones:

Tengo un abrigo de ....

El último libro que leí se llama ....

Mi cumpleaños es el día ....

Mi mejor amigo de la infancia es ....

Lo que más me gusta es ....

Lo último que compré fue ....

Me encantan las ....

Por la noche me gusta comer ....

52. Ordena las siguientes palabras y forma la oración:

lleno   un   tengo   ropa   armario   de

----

mañanas   las   desayuno   por   tostadas

----

bosque   ese   en   muchos   hay   animales

----

no   rotulador   mi   funciona   ya   casi

----

53. Escribe correctamente las siguientes palabras:

Canión   →

Chaketa   →

vatidora   →

somdrero   →

baso   →

ballema   →

Vanesa Català
Books

54. Escribe las letras que faltan para formar las palabras:

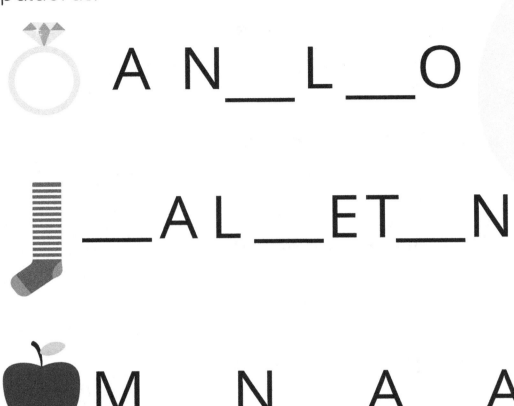

A N _ L _ O

J _ A L _ E T _ N

M _ N _ A _ A

V _ _ _ T A _ A

55. Ordena las letras para formar la palabra correcta:

N   A
  A   L
S E   L   D
S   A   D

_____

L   L   S
  O   I   N

_____

M   A   A
L   P   R   A

_____

U   P
  Q   E
A   E   T

_____

56. Sigue la pista para adivinar la palabra secreta:

Se cocina en el horno

___ ___ ___ ___ ___ ___

Me ayuda a caminar mejor

___ ___ ___ ___ ___ ___

Mantiene mi cabeza calentita

___ ___ ___ ___ ___

Me lo pongo en invierno para salir a la calle

___ ___ ___ ___ ___ ___

Prenda de ropa. Pueden tener algún "tomate"

___ ___ ___ ___ ___ ___ ___ ___

Estación del año donde florecen las plantas

___ ___ ___ ___ ___ ___ ___ ___

Se parece mucho al burro

___ ___ ___ ___

Es el rey de la selva

___ ___ ___ ___

57. Escribe una palabra nueva a partir de la última sílaba de la palabra anterior:

Manza**na** - naranja - jamón - monte - tenedor -

_____

_____

Fre**sa**

_____

_____

Fantas**ma**

_____

_____

Alfom**bra**

_____

_____

58. Escribe 10 palabras que terminen en **consonante**:

_____   _____

_____   _____

_____   _____

_____   _____

_____   _____

59. Escribe 10 palabras que empiecen por **vocal**:

_____   _____

_____   _____

_____   _____

_____   _____

_____   _____

60. Lee cuidadosamente el siguiente texto y vuélvelo a escribir corrigiendo los errores de ortografía:

amparo es mi compañera de equipo. Somos alpinistas y subimos a lo alto de las cumbres. A veces temblamos de frio y a veces nos tenemos que sentar a la sonvra. Además, tenemos que llebar somvreros, impermeables y comida para no pasar ambre. Cuando llega la noche, montamos la tienda de canpanya en el campo en compañía de todos nuestros compañeros.

_____

_____

_____

_____

_____

_____

_____

61. Alarga las oraciones como en el ejemplo:

> **¿Quién?** Mi amiga Laura
>
> **¿Qué hace?** Mi amiga Laura canta
>
> **¿Cuándo?** Mi amiga Laura canta por las mañanas
>
> **¿Dónde?** Mi amiga Laura canta por las mañanas en la ducha
>
> **¿Por qué?** Mi amiga Laura canta por las mañanas en la ducha porque está enamorada.

¿Quién? La vaca del granjero

¿Qué hace?

¿Cuándo?

¿Dónde?

¿Por qué?

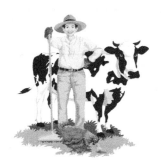

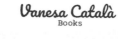
62. Completa el cuadro con la letra inicial que indica:

Letra M   **Letra S**

Fruta

Nombre

Animal

Ciudad

Apellido

Objeto

Parte del cuerpo

Color

63. Ordena con números las secuencias:

COMPRAR EN EL SUPERMERCADO

☐ Recoger el dinero que sobra

☐ Ir al supermercado

☐ Hacer la lista de la compra

☐ Preparar el dinero para pagar

☐ Hacer la fila para pagar

☐ Salir del supermercado

☐ Elegir los productos que necesito

VIAJE A LA PLAYA

☐ Coger el autobús de regreso a casa

☐ Tender la toalla en la arena y meterme en el agua

☐ Comprar los billetes del autobús

☐ Preparar la bolsa de la playa

☐ Subirme al autobús para ir a la playa

64. Clasifica las palabras según corresponda:

Lápiz, árbol, columpio. libro, camilla, sartén, radiografía, lago, cartulina, cuchara, lapicero, libreta, tenedor, medicamento, hierba, perro, venda, vaso, olla, calculadora, termómetro, nevera, agenda, tobogán, carpeta, paseo, horno, pegamento, flor, microondas, tensiómetro, cuchillo

Papelería:

Medicina:

Cocina:

Parque:

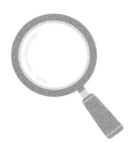

65. Rodea la palabra que sobra:

Bronce
Aluminio
Hierro
Cobre
Madera

Esfumarse
Esconderse
Mostrarse
Perderse
Disiparse

Rugoso
áspero
Tenaz
Liso
Suave

Enredo
Lío
Confusión
Carácter
Embrollo

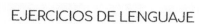

66. Lee la frase y elije la palabra adecuada:

Lugar al que van los niños para aprender

Hospital　　　　Colegio　　　　Comisaría

Objeto de tela relleno de algodón

Cojín　　　　Silla　　　　Mesa

Objeto que sirve para echar la sal

Mano　　　　Salero　　　　Azucarero

Se usa para secarse el cuerpo

Chaqueta　　　　Secador　　　　Toalla

Órgano del cuerpo que mueve la sangre

Corazón　　　　Pulmón　　　　Riñones

Cubren los pies

Camiseta　　　　Pantalón　　　　Calcetines

67. Escribe palabras siguiendo las instrucciones:

Palabras que tengan 4 letras

_____

_____

_____

_____

Palabras que tengan 7 letras

_____

_____

_____

_____

Palabras que tengan una S

_____

_____

_____

_____

Palabras que terminen en N

_____

_____

_____

_____

Palabras que empiecen por A

_____

_____

_____

_____

Palabras que empiecen por E

_____

_____

_____

_____

68. Completa la historia con las palabras de la lista:

> **ayudar - monje - escorpión - preguntó - paseaba**

EL SABIO Y EL ESCORPIÓN

Había una vez un sabio monje que _____ junto a su discípulo por la orilla del río. Durante su caminar, vio como un _____ había caído al agua y se estaba ahogando, y tomó la decisión de salvarlo. Pero una vez en su mano, el animal le picó.

El dolor hizo que el monje soltara al escorpión, que volvió a caer al agua. El sabio volvió a intentar sacarlo, pero de nuevo el animal le picó provocando que le dejara caer. El discípulo del monje preocupado, le _____ por qué continuaba haciéndolo si el animal siempre le picaba.

El monje sonriendo le respondió que la naturaleza del escorpión es la de picar, mientras que la de él no era otra que la de _____. Dicho esto, el _____ tomó una hoja y con su ayuda consiguió sacar al escorpión del agua y salvarlo sin sufrir otra picadura.

Vanesa Català
Books

69. En cada par rodea los que tengan más de diez puntos y haz una cruz en los que tengan menos de diez puntos.

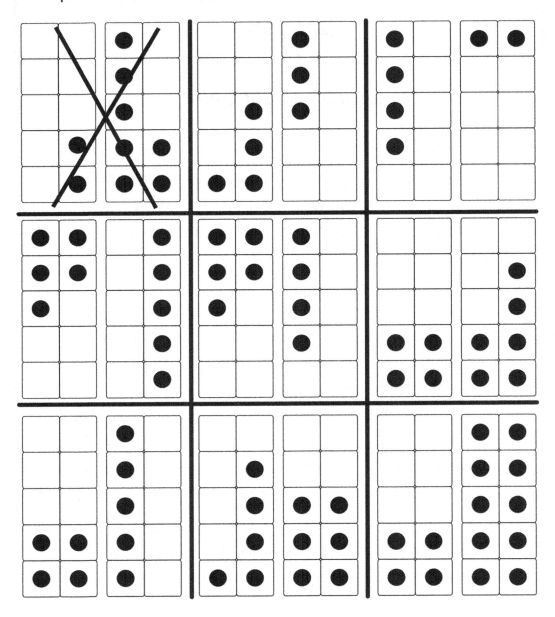

70. Observa los números. A continuación, escribe cuál es el número mayor y cuál es el número menor:

256 - 345 - 155 - 287 - 365 - 128
378 - 396 - 344 - 528 - 211 - 239
569 - 512 - 455 - 461 - 561 - 129

Número mayor:

Número menor:

1589 - 1554 - 2693 - 1962 - 2587
2583 - 2478 - 2963 - 1697 - 2785
2398 - 1478 - 2519 - 1579 - 2987

Número mayor:

Número menor:

30589 - 30258 - 31578 - 30298
31678 - 31789 - 30266 - 30578

Número mayor:

Número menor:

71. Sigue la serie:

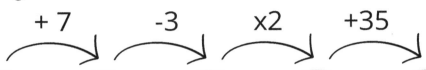

+7	-3	x2	+35

18 ○ ○ ○ ○

+5	+10	-2	+28

35 ○ ○ ○ ○

-3	x3	+15	-9

10 ○ ○ ○ ○

x2	+15	-5	+11

21 ○ ○ ○ ○

72. Rodea el resultado de cada operación:

5 x 8		
20	40	30

6 x 9		
72	64	54

11 + 53		
64	63	61

25 + 41		
99	76	66

87 - 13		
71	74	75

46 - 25		
21	19	23

32 : 4		
8	9	10

63 : 9		
6	7	11

73.Observa la siguiente pirámide matemática:

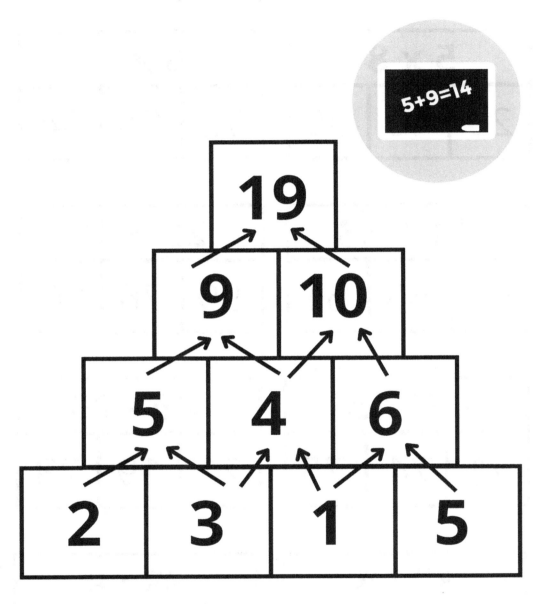

74. Resuelve las siguientes pirámides matemáticas:

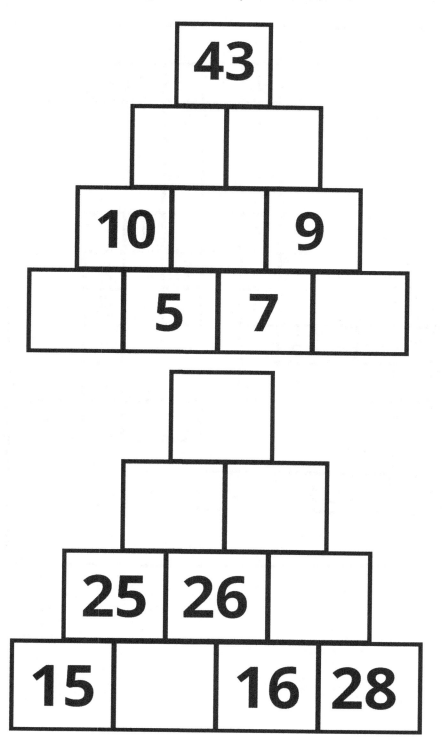

75. Resuelve el siguiente crucigrama matemático:

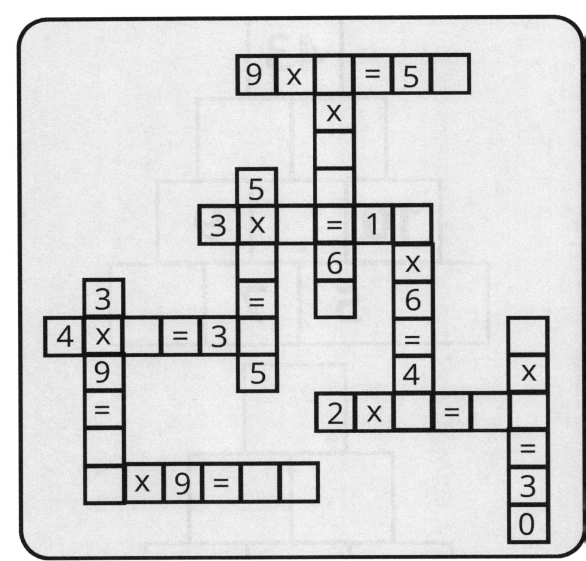

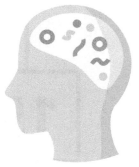

76. Encuentra en la sopa de números las siguientes cifras:

3	3	1	2	6	5
1	2	4	5	1	7
5	7	5	6	2	3
3	6	7	8	7	2
5	3	3	9	8	8
2	1	3	8	3	7
3	4	5	7	1	3
8	2	1	2	4	5
7	6	2	1	2	6

245	1278	2413
387	5689	3312
126	4573	7328

Vanesa Català
Books

77. Juguemos con el tangram:

1. Realiza este mismo dibujo en una cartulina o folio.
2. Colorea cada figura de un color.
3. Recorta cuidadosamente cada figura.

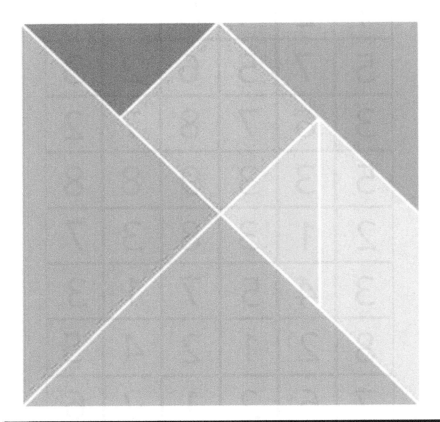

REGLAS DEL JUEGO

- Forma figuras (animales, personas, personajes inventados...) usando las 7 piezas siempre.
- Las piezas NO se pueden solapar.

78. Ordena los siguientes números de mayor a menor:

36   47   22   29   50
    25   19   8   42

_____ > _____ > _____ > _____ >

_____ > _____ > _____ >

79. Ordena los siguientes números de menor a mayor:

156   150   321   120   110
143   139   318   117

_____ < _____ < _____ < _____ <

_____ < _____ < _____ <

80. ¿Son correctas estas operaciones? Marca SÍ o NO:

30 + 47 = 76

☐ SÍ ☐ NO

25 + 25 = 50

☐ SÍ ☐ NO

4 x 3 = 12

☐ SÍ ☐ NO

8 x 5 = 30

☐ SÍ ☐ NO

15 : 5 = 2

☐ SÍ ☐ NO

63 : 7 = 9

☐ SÍ ☐ NO

81. Colorea de ROJO las operaciones que su resultado sea 87:

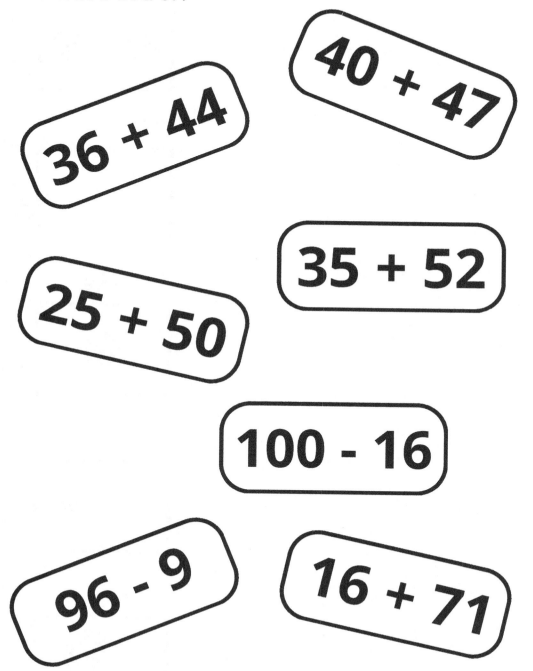

82. Relaciona con flechas las siguientes afirmaciones:

Un círculo está dentro del cuadro y otro encima.

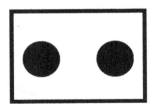

Dos círculos están dentro del cuadro.

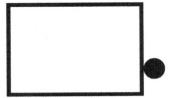

Un círculo grande está dentro del cuadro y un círculo pequeño fuera.

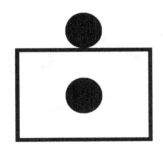

Un círculo pequeño está fuera y al lado derecho del cuadro.

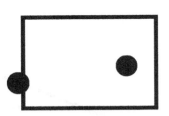

Un círculo pequeño está dentro y otro círculo está fuera a la izquierda.

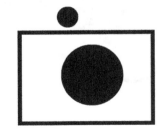

83. Escribe el signo para que las operaciones sean correctas:

+	-	X	:

40 ☐ 30 = 10

10 ☐ 9 = 90

50 ☐ 5 = 55

37 ☐ 11 = 26

25 ☐ 5 = 5

83 ☐ 40 = 123

8 ☐ 9 = 72

63 ☐ 21 = 42

100 ☐ 10 = 10

46 ☐ 23 = 69

84. Marca si flotan o se hunden los siguientes objetos si los metemos en un recipiente con agua:

	FLOTA	SE HUNDE
Tijeras		
Piedra		
Hoja		
Corcho		
Esponja		
Moneda		
Tapón		
Cuchara		
Pluma		

85. Rodea las palabras que aparecen en la lista de la compra:

LISTA DE LA COMPRA 🛒

☐ GUISANTES   ☐ AGUACATE
☐ CEREZAS   ☐ AJO
☐ MAÍZ   ☐ LIMÓN
☐ KIWI   ☐ MELOCOTÓN
☐ UVAS   ☐ CALABACÍN

brócoli   fresas

cerezas   ajo

zanahoria

plátano   seta   limón   uvas

higo   naranja

guisantes   maíz

arroz

melocotón   agua   carne

sartén

lentejas

chocolate   pescado

kiwi   papel   aguacate

calabacín

86. Rodea la figura que se repite en cada grupo:

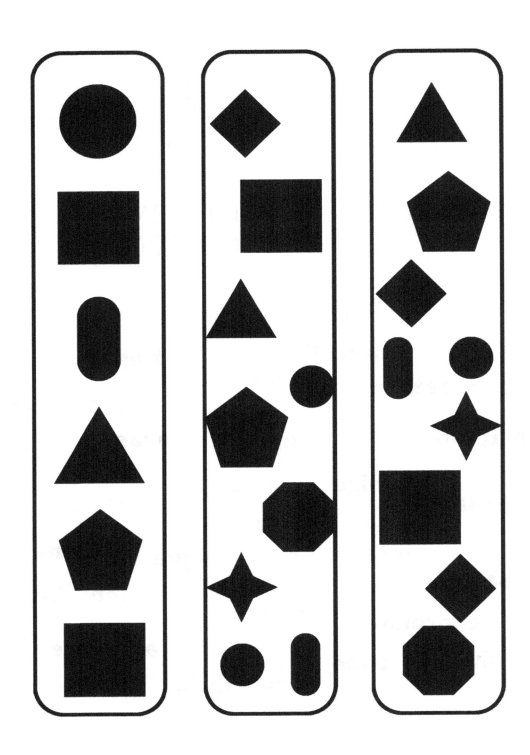

SUDOKU

INSTRUCCIONES

Usa los números del 1 al 9 para completar el Sudoku.

Solo use cada número una vez en cada fila, columna y cuadrícula.

6				8			5	
5	8		6	7		4		
		2			1	8		3
1		9			4			2
				6	7		3	4
	4	6		9		5		
8			9					6
4		5		3	6	1		
		1		2			9	5

NIVEL FÁCIL
SUDOKU # 1

	7				3		4	5
	3	4	6	5			1	8
5	6	9		8	4		3	2
	8		9		6	4		
3			7	4		1		6
4		6		1	5	2	8	7
6		2	4		9	8	7	1
8			5	6		3	2	
9	1	3	8	7				4

Vanesa Català
Books

NIVEL FÁCIL
SUDOKU # 2

7		3	2	8	4	6	9	1
2			1	7	9			5
1	8	9	6		5	2		7
8	6					4		9
4	3		9	2	6	5	7	
	2	5	8	4	7			
3		2					6	4
5	7		4	6				3
	1		3	9	8	7		2

NIVEL FÁCIL
SUDOKU # 3

	9	8	5	1	6	2		7
1		4		2	8			3
2			4		9	5	1	
				4	7	3		
	7	2		6		4	5	
6	4	3		9	5			2
	2	6	9	7	1	8		5
7	8	1		5	2	9	6	4
5	3	9			4	7		

NIVEL MEDIO
SUDOKU # 4

8		9			5	4	6	7
3			7	9	6	8	2	
	6			2	8		9	1
	8	6						3
4		2		5			7	6
7		5		6	4	9		
6	4				2	7	5	
			5					9
	5	3	6		7			

Vanesa Català
Books

SUDOKU

NIVEL MEDIO
SUDOKU # 5

	7		4	6			5	3
	1	9		3		2		
5	6	3			8			
3	9	4		8	1	7		
			7		2			8
		2	9	5	3			
6			3	9	4		7	1
8	4							
9		7	8	1		5	4	2

NIVEL MEDIO
SUDOKU # 6

1	5			6	9		3	
		8	5	4		1		9
	6	9	1		3	5	8	7
	2	5	3	1				
7		3	2					6
8	1			9	6		2	
	4	1			8		9	
	7			5		8		
		2		7	1	6		

NIVEL DIFÍCIL
SUDOKU # 7

							6	9
	1	6			9	2	3	
				3				
						3		5
	4						7	6
	5	3					2	4
7	3	4				8	5	
1			7	2			9	3
					5			1

Laberinto

Encuentra el camino correcto

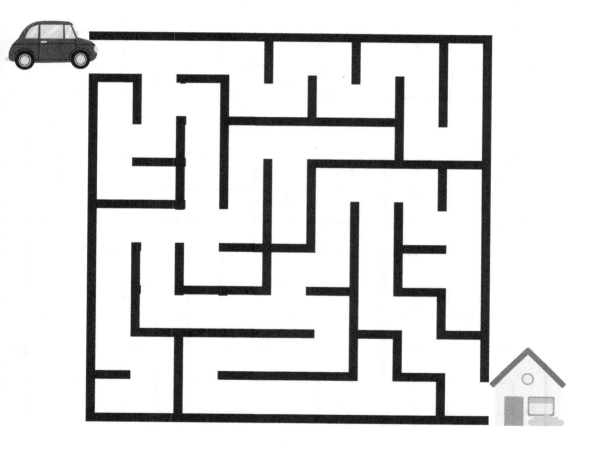

Vanesa Català
Books

Laberinto # 1

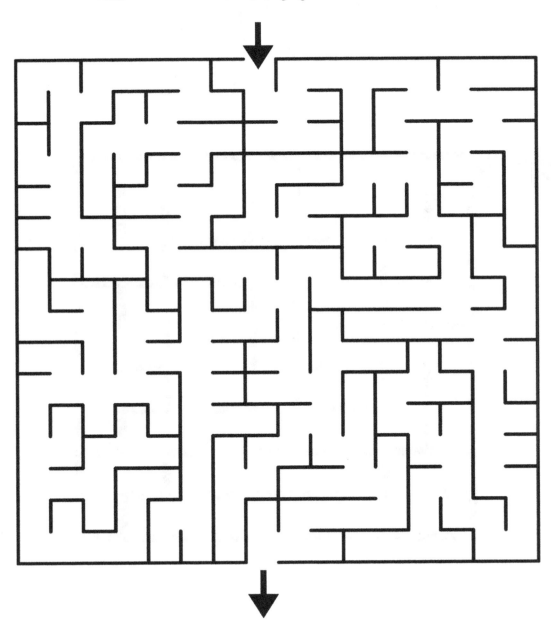

Vanesa Català
Books

Laberinto # 2

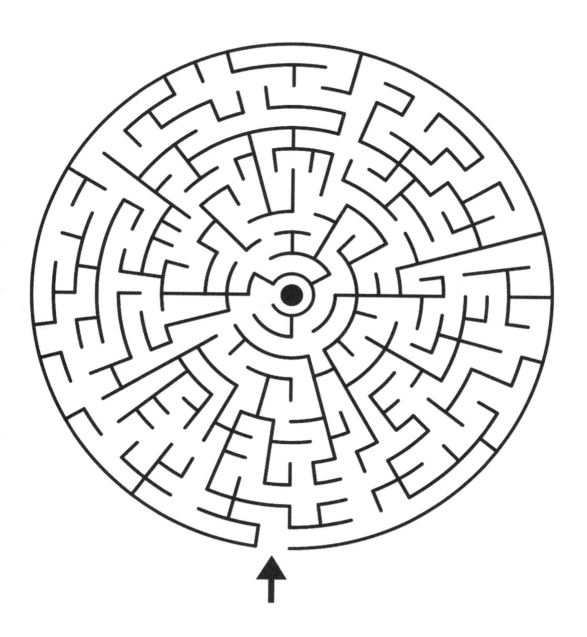

Vanesa Català
Books

Laberinto # 3

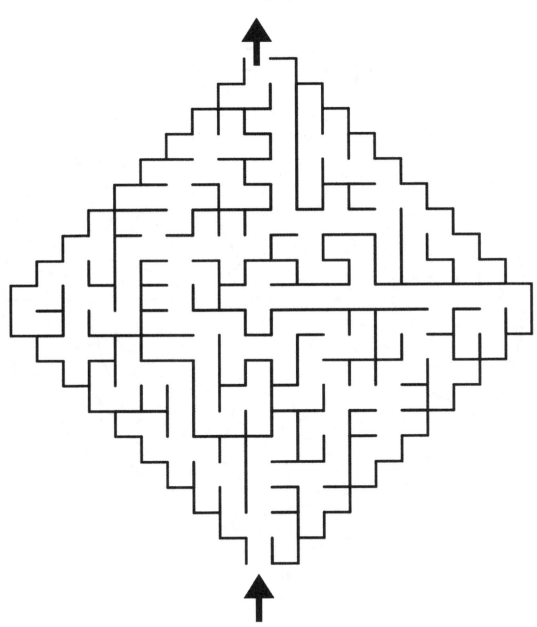

Vanesa Català
Books

Laberinto # 4

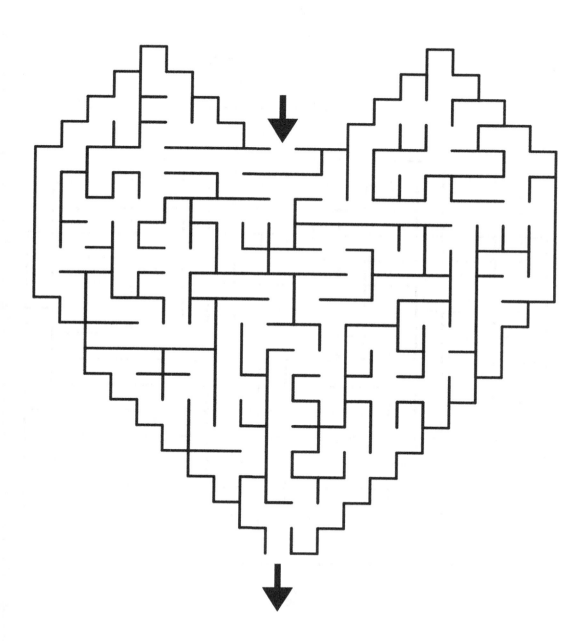

Laberinto # 5

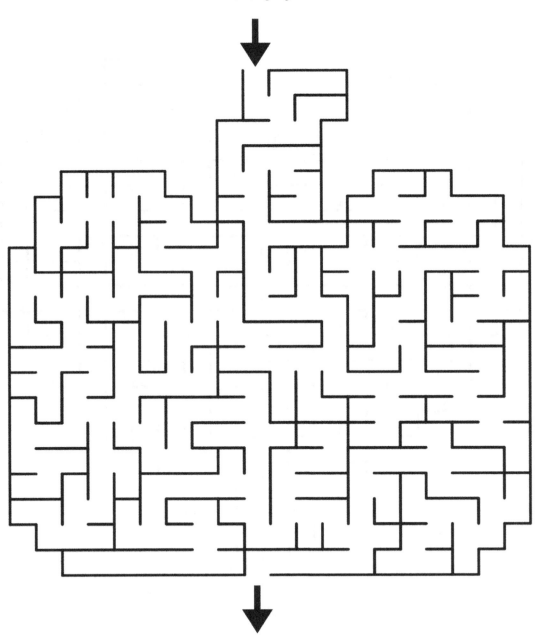

Vanesa Català
Books

Laberinto # 6

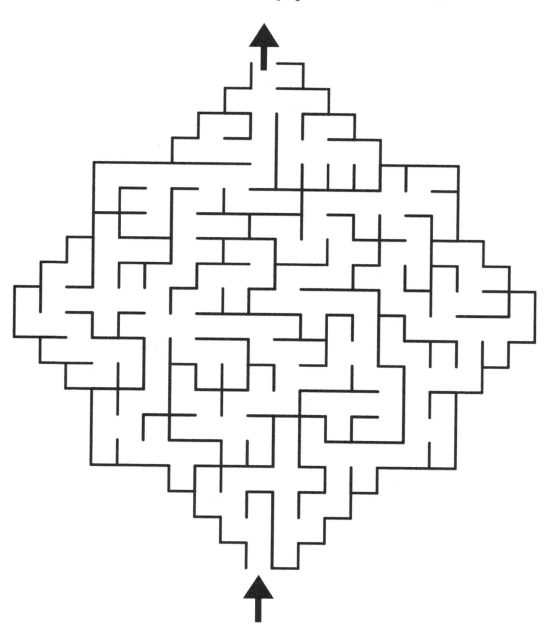

Laberinto # 7

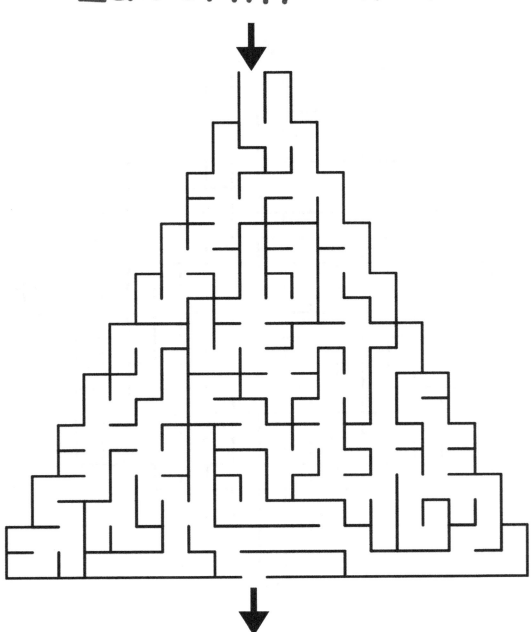

CRUCIGRAMA

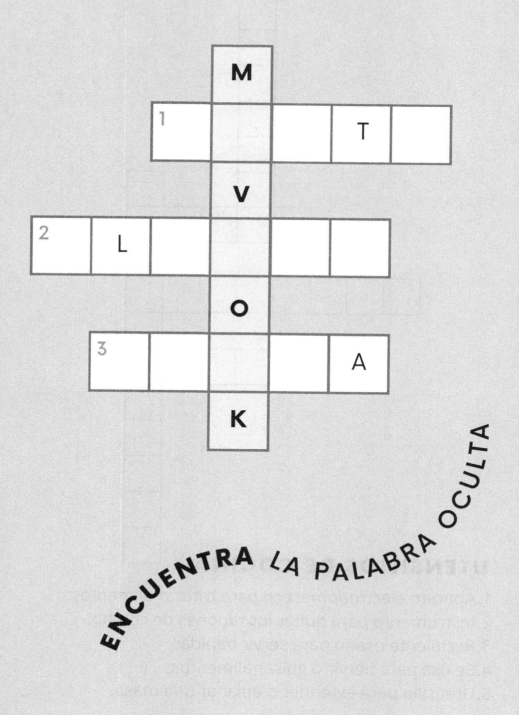

ENCUENTRA LA PALABRA OCULTA

94

CRUCIGRAMA #1

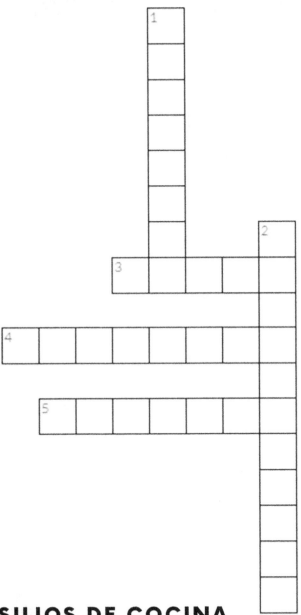

UTENSILIOS DE COCINA

1. Aparato electrodoméstico para triturar alimentos.
2. Instrumento para quitar los tapones de corcho.
3. Recipiente usado para servir bebidas.
4. Se usa para hervir o guisar alimentos.
5. Utensilio para extender o aplanar una masa.

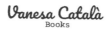
95

CRUCIGRAMA #2

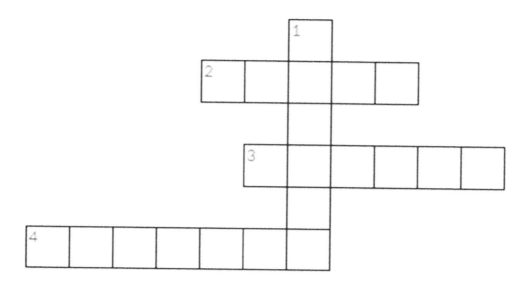

ANIMALES ACUÁTICOS

1. Molusco marino con una concha dura y redondeada que vive en la arena.
2. Molusco marino con cuerpo blando, cabeza ovalada y muy voluminosa. Tiene los ojos grandes y 8 tentáculos.
3. Invertebrado marino de cuerpo gelatinoso en forma de sombrilla casi transparente.
4. Animal con un caparazón duro que vive en tierra o en el agua. Camina despacio y pone huevos en la arena.

96

CRUCIGRAMA #3

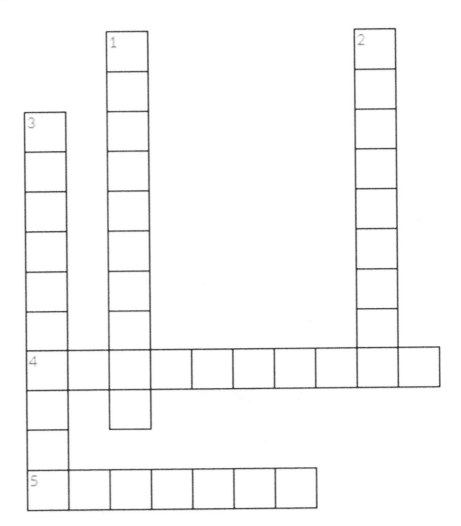

OFICIOS Y PROFESIONES

1. Persona que fabrica o arregla objetos de madera.
2. Persona que se dedica al diseño y construcción de edificios, máquinas...
3. Ayuda a organizar el trabajo en una oficina, manejando tareas como responder teléfonos y escribir documentos.
4. Persona que tiene por oficio trabajar y cultivar la tierra.
5. Persona legalmente autorizada para asesorar y defender los derechos e intereses de otra persona en materia jurídica.

CRUCIGRAMA #4

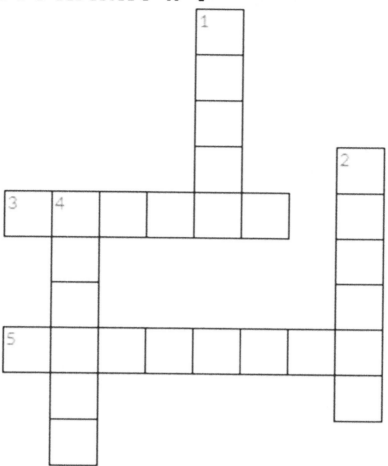

PRENDAS DE VESTIR

1. Parte de una prenda larga de vestir que cae suelta desde la cintura y cubre la parte baja del tronco y las piernas o parte de ellas.

2. Es una prenda típica de Japón y en Occidente se utiliza como una bata para estar en casa.

3. Se ajusta a las piernas como un leotardo; es una prenda básicamente femenina.

4. Sirve para proteger el cuerpo del frío o evitar que se enfríe.

5. Tira larga de cuero, tela o tejido fuerte que sirve para sujetar y ceñir a la cintura una prenda de vestir.

98

CRUCIGRAMA #5

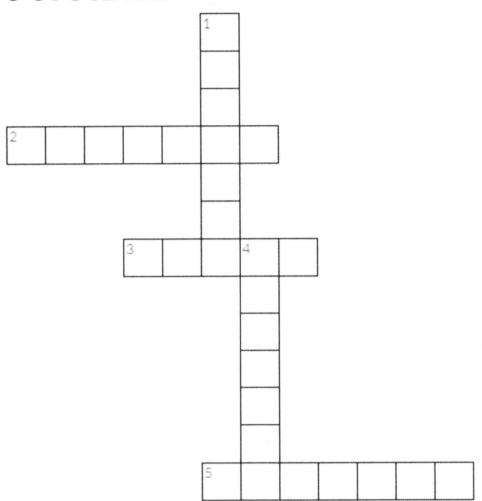

OBJETOS COTIDIANOS

1. Es un aparato que se usa para alisar la ropa y quita arrugas.
2. Se cuelga de la parte superior de una ventana para cubrirlo o adornarlo.
3. Pieza metálica que sirve para abrir o cerrar una cerradura.
4. Conjunto de platos, tazas, fuentes y otros recipientes.
5. Objeto que sirve de soporte para una o varias luces.

CRUCIGRAMA #6

MEDIOS DE TRANSPORTE

1. Es un tipo de avión que vuela usando hélices en la parte superior y puede levantarse y aterrizar verticalmente.
2. Sistema de transporte que usa cabinas colgantes para llevar personas a través del aire, generalmente en montañas.
3. Vehículo automóvil que se utiliza para el trabajo agrícola.
4. Embarcación larga y estrecha, que se usa en el agua y se mueve con un remo.
5. Juguete para deslizarse por superficies duras y lisas que consiste en una plataforma alargada montada sobre ruedas.

CRUCIGRAMA #7

FRUTAS Y HORTALIZAS

1. Fruto de forma alargada y abultado por un extremo, cubierto de una piel morada oscura, fina y brillante.

2. Se caracteriza por tener una piel con una textura similar a la de una naranja, con un sabor ácido y jugoso.

2. Frutas largas y curvadas, de piel amarilla cuando están maduros, con un sabor dulce y una textura suave.

4. Fruta tropical con una cáscara dura y espinosa, y una pulpa jugosa y dulce en su interior.

5. Fruto de gran tamaño y forma redonda, de color naranja, con muchas semillas en su interior.

COLOREA

MANDALAS

¿Sabías que mandala significa "círculo sagrado"?

Según las creencias de algunas culturas, los mandalas están relacionados con las energías de la vida. Diseñar y colorear mandalas ayuda a focalizar la atención, por lo tanto, son un excelente ejercicio para calmar la sensación de estrés y despejar nuestra mente.

Déjate llevar por el inconsciente, sin preocuparte por el resultado final del dibujo, solo necesitas estar presente y concentrado.

¿Preparado? ¡Manos a la obra!

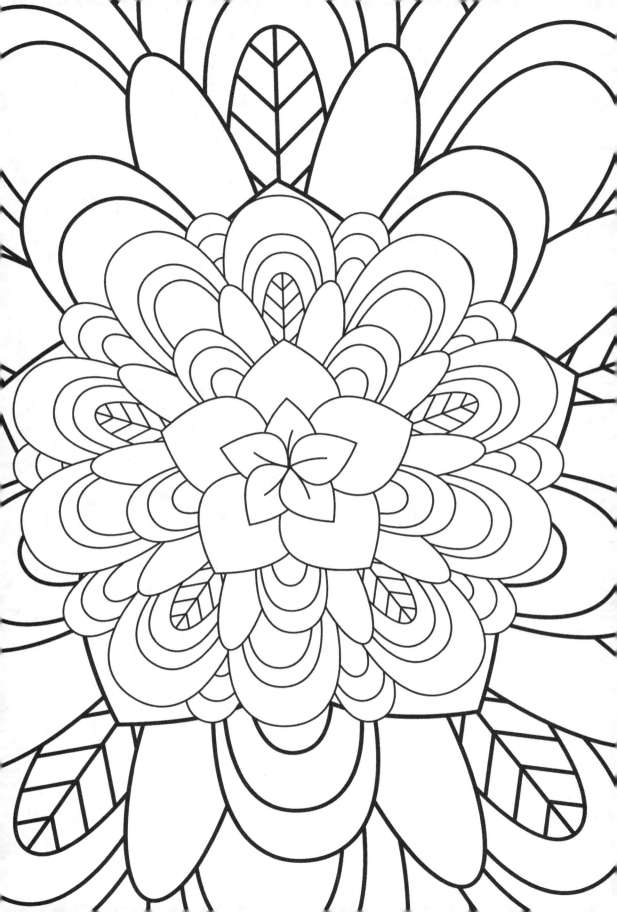

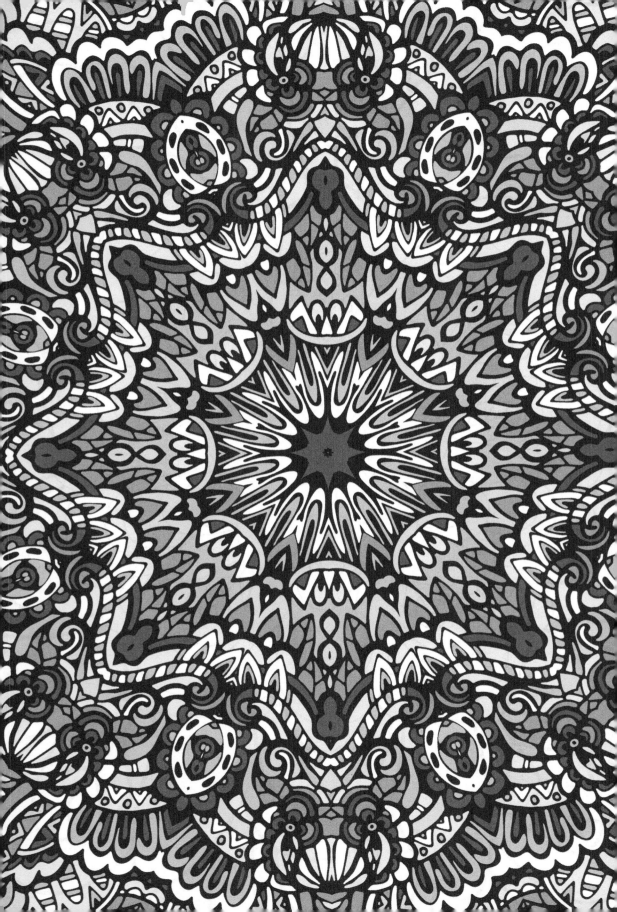

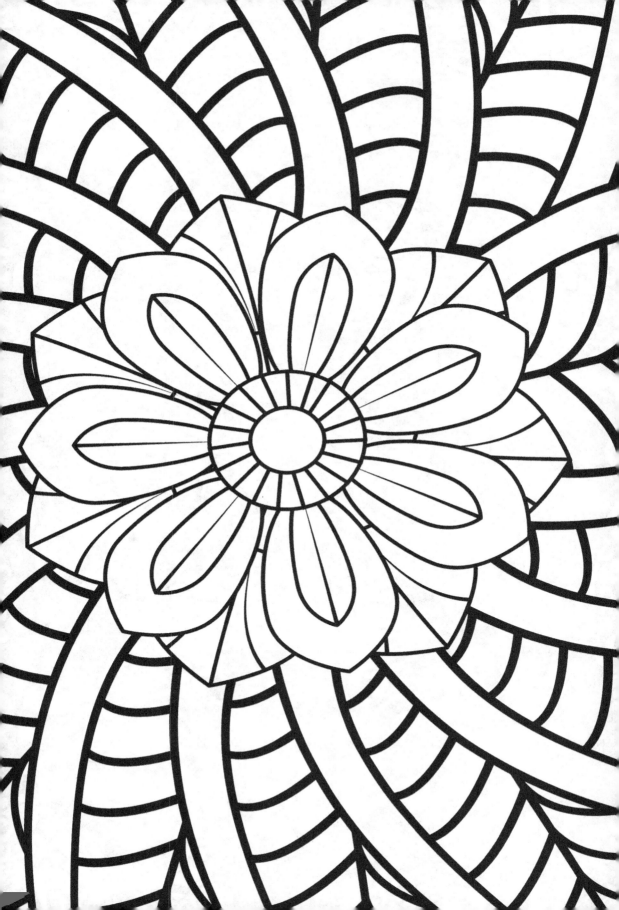

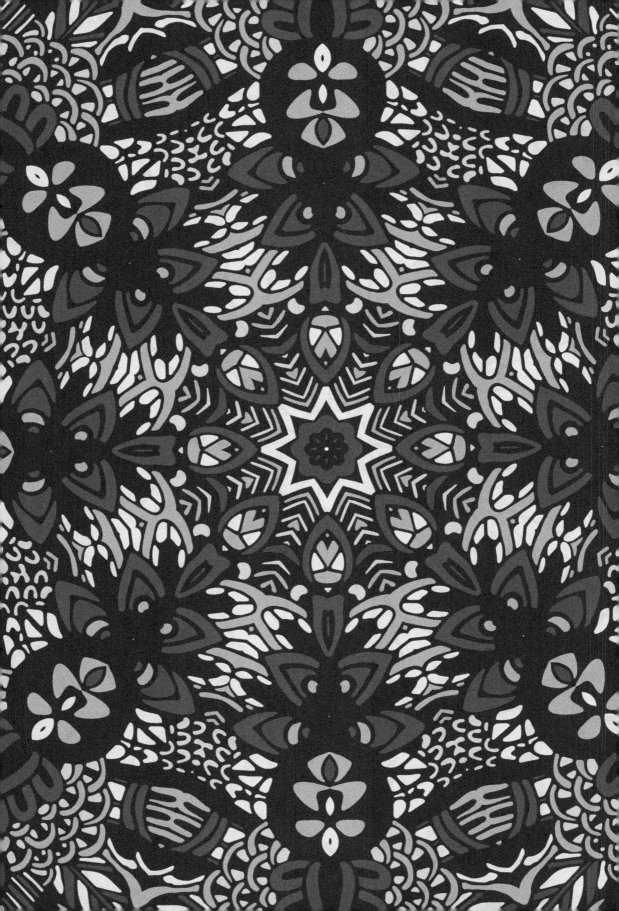

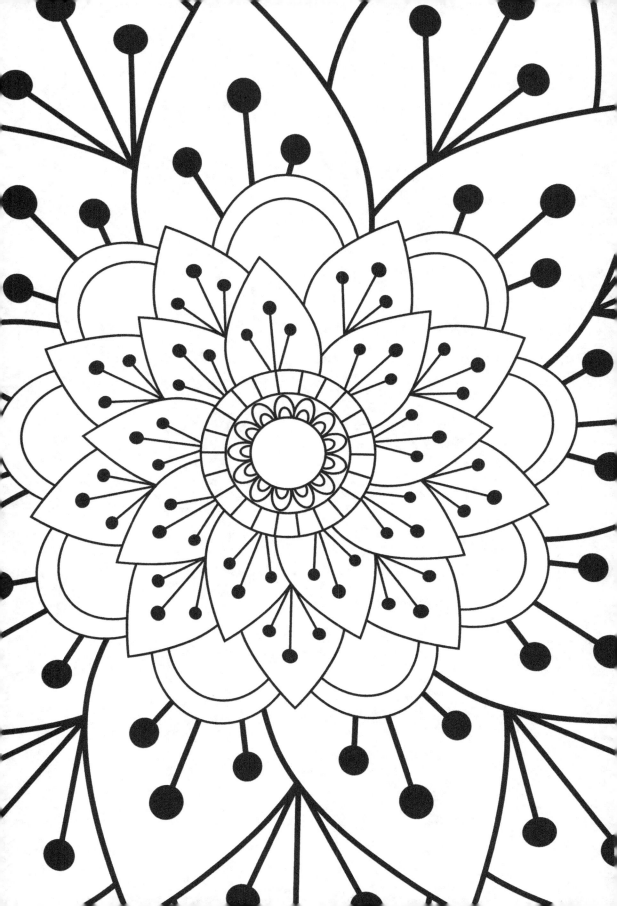

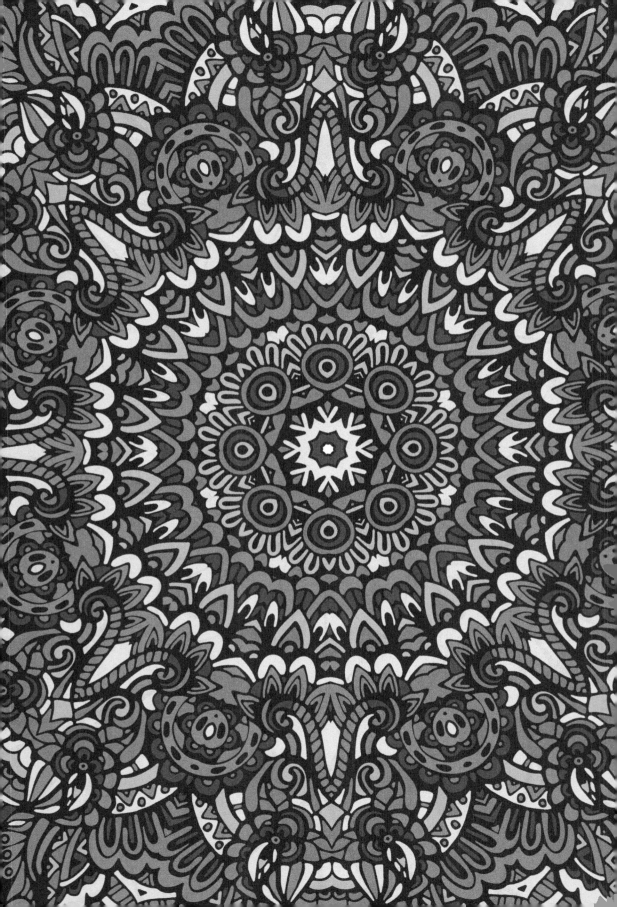

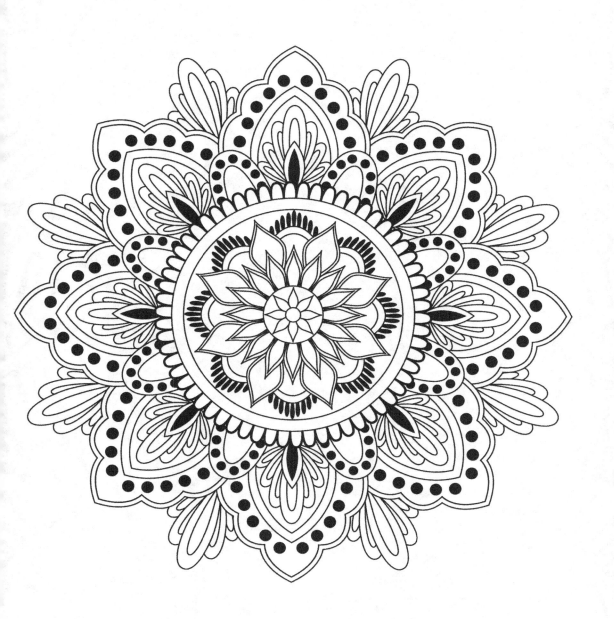

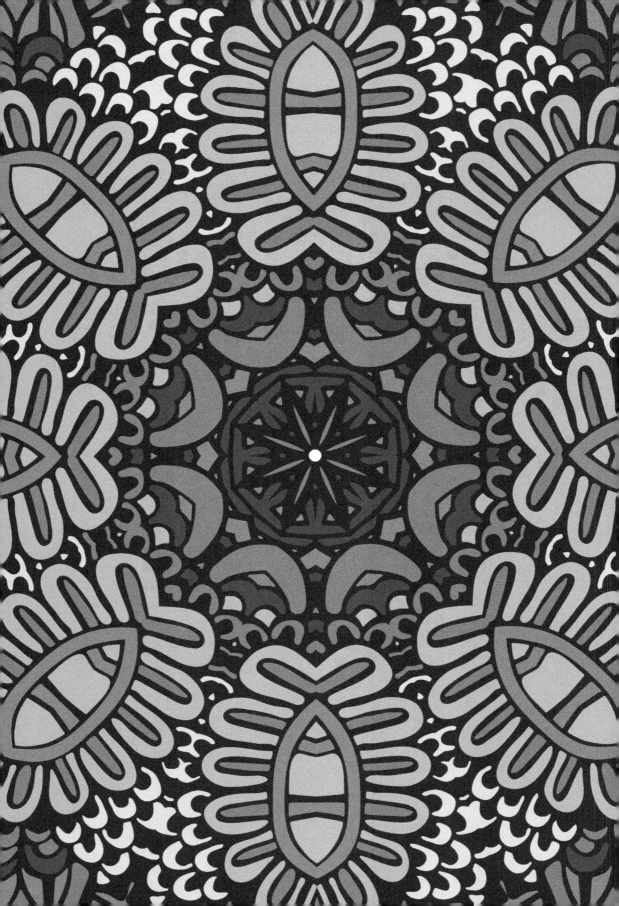

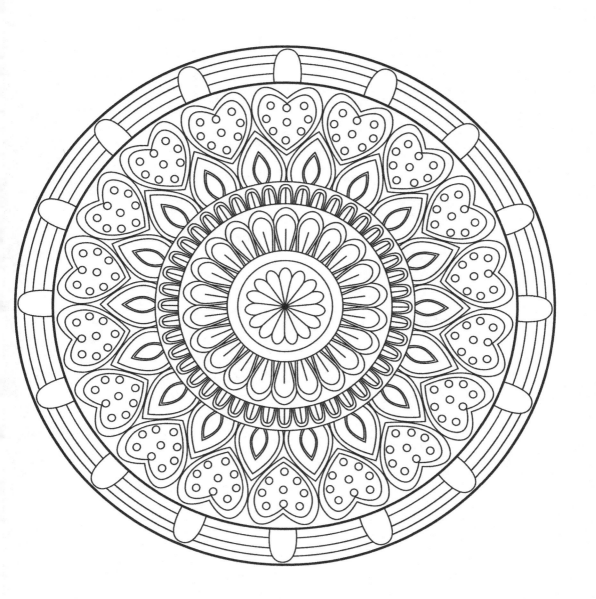

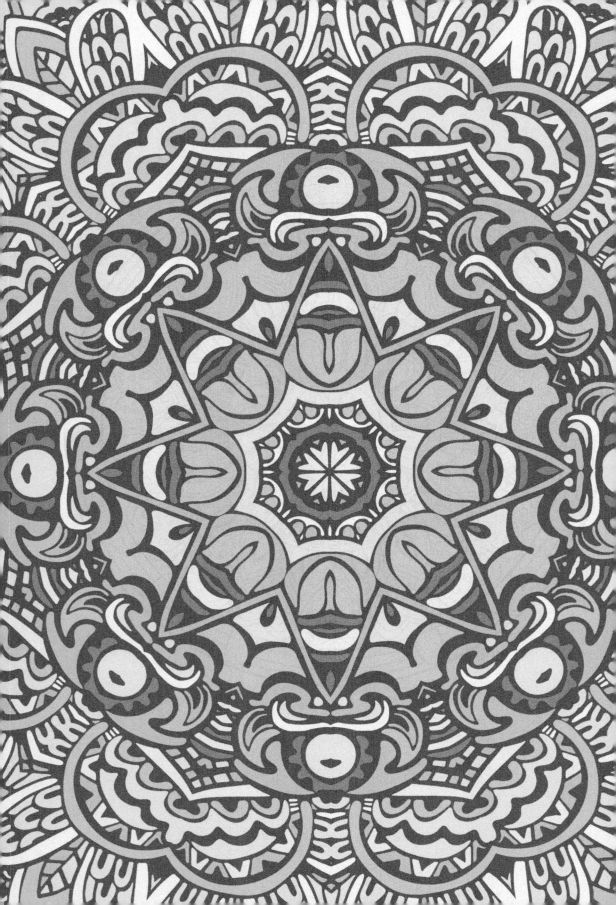

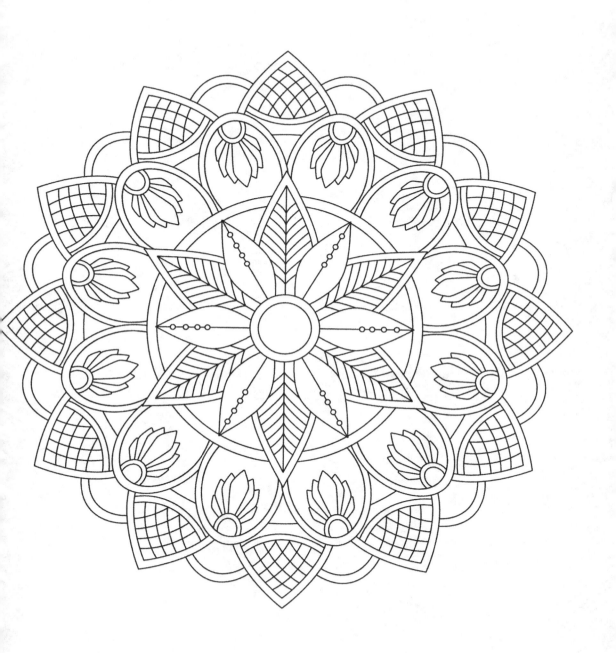

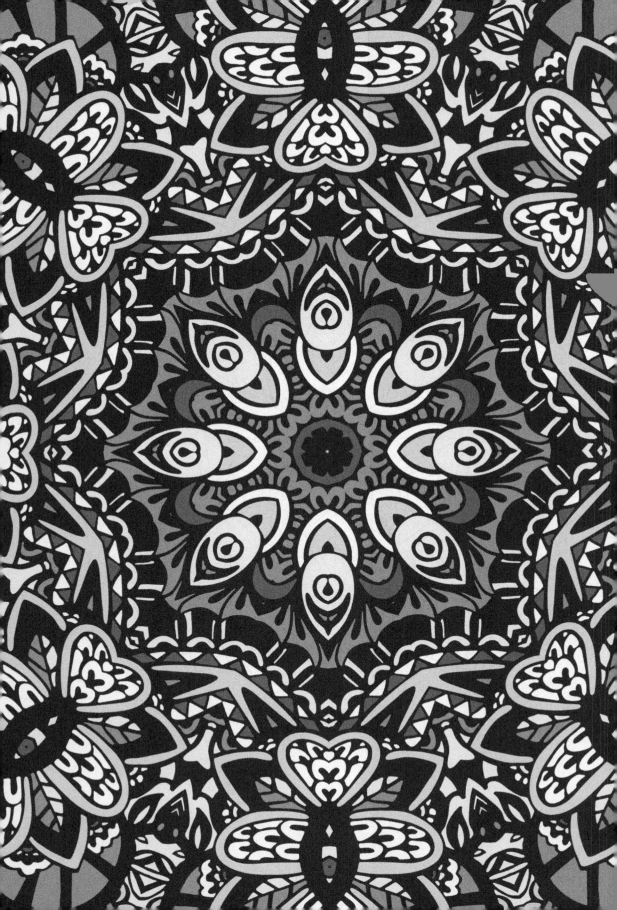

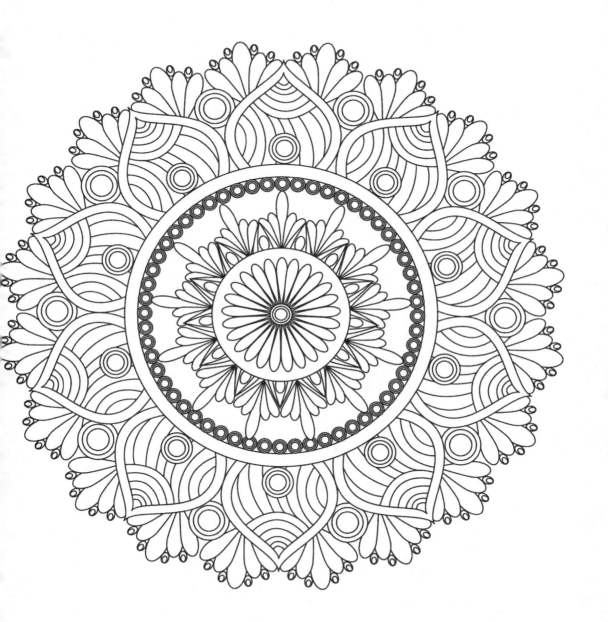

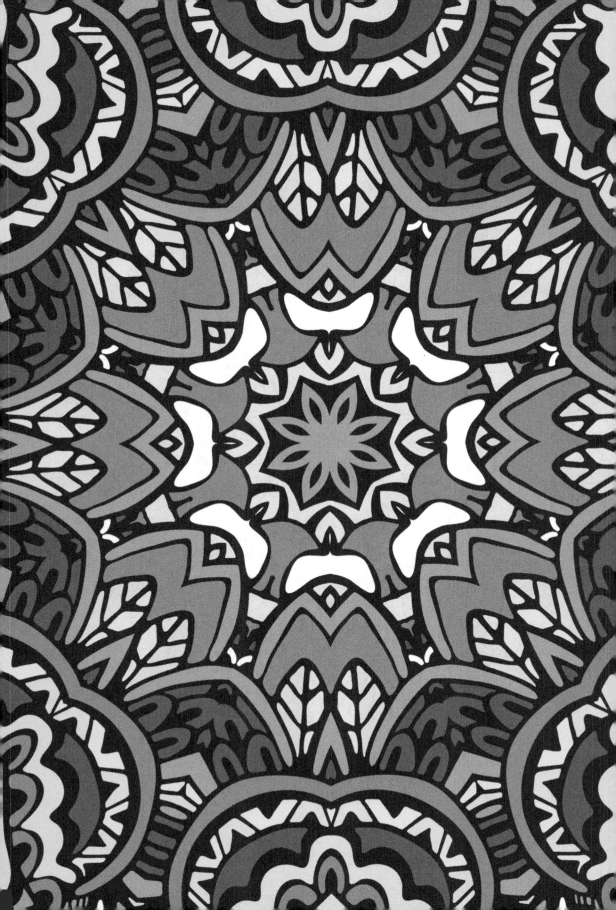

Vanesa Català
Books

1.

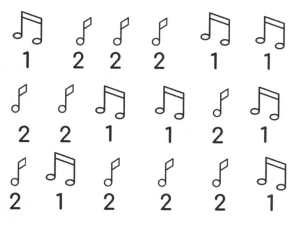

1   2   2   2   1   1

2   2   1   1   2   1

2   1   2   2   2   1

2.

C R S O O C U C T
V C O C M O C O C
Z C C C S O L N E
X O C V M M O O C

3.

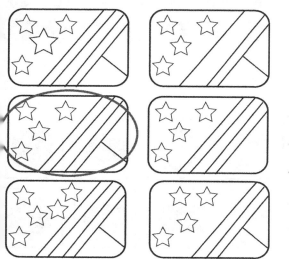

4.

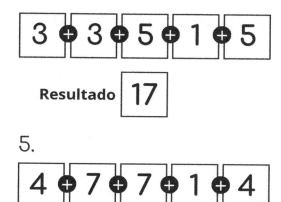

3 ⊕ 3 ⊕ 5 ⊕ 1 ⊕ 5

Resultado 17

5.

4 ⊕ 7 ⊕ 7 ⊕ 1 ⊕ 4

Resultado 23

6.

187326   107834   187956   125723
133528   207531   754231   115724
187955   107836   167956   187956
187956   187954   187957   187956

7.

487326 354879 215876 458769
127859 456982 458769 445896
458969 458769 325896 258769
408769 187954 458769 458769
429684 418769 257896 123777
555369 405769 453796 458769

8.

a o o (e) a a (e) o (e)(e)
a (e) a (e) a o o o a (e)
(e) o a o a (e)(e) o o (e)
a (e) o a a a o (e) a (e)
a o o (e) a a (e) o (e)(e)
b (e) a c a (e) o (e) a a
q o (e) s o a (e) o (e)(e)
a (e) a (e) m o o u a (e)
(e) o s a u o (e) o i a
o a a (e) a a o o a a
a o u a (e) a (e) o m (e)
a (e)(e)(e) a o u o s a l
(e) o a a a o m o p (e)

9.

◆ ♥ ★ ➡ ⬟ ⬣ ✳

| 4 | 8 | 7 | 2 | 7 | 8 | 6 |

11.

Primer y sexto cuadro.

a	c	e
i	f	o
u	m	s

12.

(E)	F	F	Ǝ	H	(E)	F	F
F	(E)	(E)	H	Ǝ	F	(E)	H
(E)	F	Ǝ	H	H	(E)	F	(E)
H	H	F	H	(E)	H	(E)	H

13.

| O | C | C | G | O | C | G | C |

| G | O | G | O | C | G | C | C |

| G | O | C | G | C | O | G | O |

14.

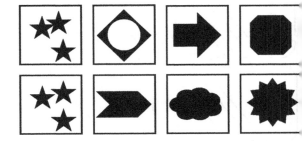

15.

Vanesa Català
Books

SOLUCIONES

16.

17.

7, 15

18.

⬟ **16**

19.

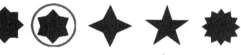
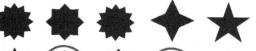

20.

```
C U C A R A C H A X N L
S A G I M R O H W M J L
T A L C G A A R M L U T
M Y L G I L P O Y C Y A
G V L T L G S S I P L M
N R X I A Q A E I U W R
D R L R U M R R L V L R
T O Y I M N O E R M A J
P D T G A P B N X A T R
J O M G T I J G T N G L
T T A T L R X Y J E M Y
P Q R R V X M B P T S W
```

21.

H	B	3	5	1
3	**5**	**H**	**B**	**L**
7	9	J	1	P
J	**P**	**7**	**L**	**9**
3	P	H	3	5
H	**9**	**3**	**H**	**B**
B	J	5	H	7
5	**7**	**B**	**3**	**J**
L	P	B	9	B
1	**9**	**5**	**P**	**5**

SOLUCIONES

26.

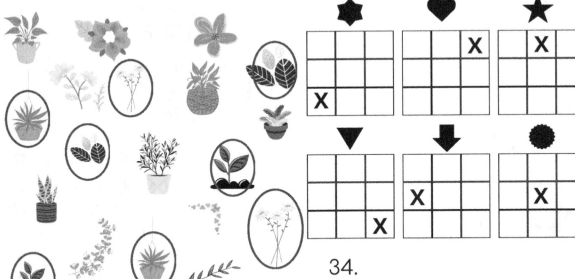

28.

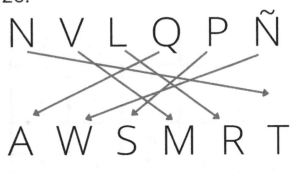

32.

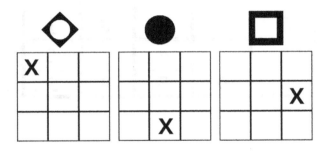

32.

34.

2032, 2038
5027, 5051
7522, 7528, 7534
8000, 8010, 8050

35.

BIES, VÍAS, CIEN, TRÍO, SÍES,
CRÍO, RÍO, PÍAS

36.

CARRETILLA
GIRASOL
ESTUFA

38.

5 personas.

1 persona.

3 chicos.

SOLUCIONES

40.

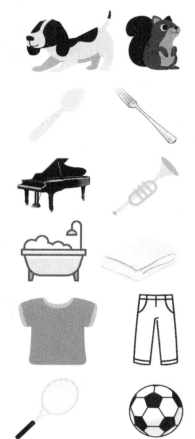

43.

Pablo.

En la calle.

Una galleta.

Porque tenía mucho frío.

48. Ejemplos:

Gallina	Perro	Sola	Nariz
Galleta	Peca	Sótano	Navidad
Gato	Pecera	Somos	Natalia
Gafas	Pena	Sonido	Nata

50.

Sucio - Limpio

Calmado - Excitado

Guerra - Paz

Encima - Debajo

Barato - Caro

Rizado - Liso

41.

Enero

Z

Diciembre

A,E,I,O,U

Ejemplo: zanahoria, patata

Madrid

Ejemplo: ballena, tiburón

Fresa

Blanca y amarilla

Ejemplo: maestra, abogada

52.

Tengo un armario lleno de ropa.

Por las mañanas desayuno tostadas.

En ese bosque hay muchos animales.

Mi rotulador ya casi no funciona.

53.

Camión	Sombrero
Chaqueta	Vaso
Batidora	Ballena

Vanesa Català
Books

54.

Anillo   Manzana
Calcetín   Ventana

55.

Ensalada   Lámpara
Sillón   Paquete

56.

Pollo   Calcetín
Bastón   Primavera
Gorro   Asno
Abrigo   León

60.

Amparo, frío, sombra, llevar, sombreros, hambre, campaña

63.

6, 2, 1, 5, 4, 7, 3

5, 4, 2, 1, 3

64.

Papelería: lápiz, libro, cartulina, lapicero, libreta, calculadora, agenda, carpeta, pegamento.

Medicina: camilla, radiografía, medicamento, venda, termómetro, tensiómetro.

64.

Cocina: sartén, cuchara, tenedor, vaso, olla, nevera, horno, microondas, cuchillo.

Parque: árbol, columpio, lago, hierba, tobogán, paseo, flor.

65.

Madera Mostrarse Tenaz Carácter

66.

Colegio Cojín Salero Toalla
Corazón Calcetines

68.

Paseaba, escorpión, preguntó, ayudar, monje

69.

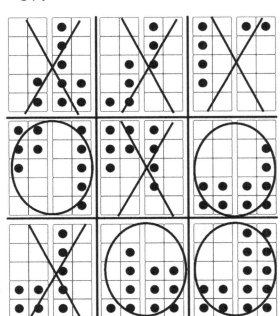

70.

Mayor: 569   Mayor: 2978

Menor:128   Menor:1478

Mayor: 31789

Menor:30258

71.

18 - 25 - 22 - 44 - 79

35 - 40 - 50 - 48 - 76

10 - 7 - 21 - 36 - 27

21 - 42 - 57 -52 - 63

72.

40   54   64   66

74   21   8   7

74.

		43		
	22		21	
10		12		9
5	5		7	2

		121		
	51		70	
25		26		44
15	10		16	28

75.

9	x	6	=	5	4
		x			
		1			
	5	0			
3	x	6	=	1	8
	5	6		x	
3		0		6	
4 x 8 = 3	2		=		5
9	5		4		x
=		2 x 8 = 1	6		
2			=		
7 x 9 = 6 3			3		
			0		

76.

3	3	1	2	6	5
1	2	4	5	1	7
5	7	5	6	2	3
3	6	7	8	7	2
5	3	3	9	8	8
2	1	3	8	3	7
3	4	5	7	1	3
8	2	1	2	4	5
7	6	2	1	2	6

Vanesa Català
Books

78.

Mayor a menor:

50, 47, 42, 36, 29, 25, 22, 19, 8

79.

Menor a mayor:

110, 117, 120, 139, 143, 150, 156, 318, 321

80.

NO   SÍ

SÍ   NO

NO   SÍ

81.

40 + 47   96 - 9

35 + 52   16 + 71

82.

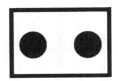

Dos círculos están dentro del cuadro.

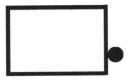

Un círculo pequeño está fuera y al lado derecho del cuadro.

82.

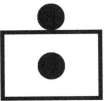

Un círculo está en el centro y otro encima y fuera del cuadro.

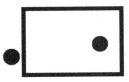

Un círculo pequeño está dentro y otro círculo está fuera a la izquierda.

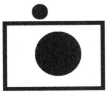

Un círculo grande está dentro del cuadro y un círculo pequeño fuera.

83.

40 - 30 = 10   10 x 9 = 90

50 + 5 = 55   37 - 11 = 26

25 : 5 = 5   83 + 40 = 123

8 x 9 =72   63 - 21 = 42

100 : 10 = 10   46 + 23 = 69

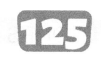

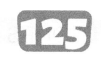

34.

Tijeras	Se hunden
Piedra	Se hunde
Hoja	Flota
Corcho	Flota
Esponja	Flota
Moneda	Se hunde
Tapón	Flota
Cuchara	Se hunde
Pluma	Flota

36.

NIVEL FÁCIL
SUDOKU # 2

7	5	3	2	8	4	6	9	1
2	4	6	1	7	9	3	8	5
1	8	9	6	3	5	2	4	7
8	6	7	5	1	3	4	2	9
4	3	1	9	2	6	5	7	8
9	2	5	8	4	7	1	3	6
3	9	2	7	5	1	8	6	4
5	7	8	4	6	2	9	1	3
6	1	4	3	9	8	7	5	2

NIVEL FÁCIL
SUDOKU # 1

1	7	8	2	9	3	6	4	5
2	3	4	6	5	7	9	1	8
5	6	9	1	8	4	7	3	2
7	8	1	9	2	6	4	5	3
3	2	5	7	4	8	1	9	6
4	9	6	3	1	5	2	8	7
6	5	2	4	3	9	8	7	1
8	4	7	5	6	1	3	2	9
9	1	3	8	7	2	5	6	4

NIVEL FÁCIL
SUDOKU # 3

3	9	8	5	1	6	2	4	7
1	5	4	7	2	8	6	9	3
2	6	7	4	3	9	5	1	8
9	1	5	2	4	7	3	8	6
8	7	2	1	6	3	4	5	9
6	4	3	8	9	5	1	7	2
4	2	6	9	7	1	8	3	5
7	8	1	3	5	2	9	6	4
5	3	9	6	8	4	7	2	1

Vanesa Català Books

NIVEL MEDIO
SUDOKU # 4

8	2	9	3	1	5	4	6	7
3	1	4	7	9	6	8	2	5
5	6	7	4	2	8	3	9	1
1	8	6	2	7	9	5	4	3
4	9	2	8	5	3	1	7	6
7	3	5	1	6	4	9	8	2
6	4	1	9	3	2	7	5	8
2	7	8	5	4	1	6	3	9
9	5	3	6	8	7	2	1	4

NIVEL MEDIO
SUDOKU # 6

1	5	7	8	6	9	2	3	4
2	3	8	5	4	7	1	6	9
4	6	9	1	2	3	5	8	7
6	2	5	3	1	4	9	7	8
7	9	3	2	8	5	4	1	6
8	1	4	7	9	6	3	2	5
5	4	1	6	3	8	7	9	2
3	7	6	9	5	2	8	4	1
9	8	2	4	7	1	6	5	3

NIVEL MEDIO
SUDOKU # 5

2	7	8	4	6	9	1	5	3
4	1	9	5	3	7	2	8	6
5	6	3	1	2	8	4	9	7
3	9	4	6	8	1	7	2	5
1	5	6	7	4	2	9	3	8
7	8	2	9	5	3	6	1	4
6	2	5	3	9	4	8	7	1
8	4	1	2	7	5	3	6	9
9	3	7	8	1	6	5	4	2

NIVEL DIFÍCIL
SUDOKU # 7

3	2	7	5	8	1	4	6	9
5	1	6	4	7	9	2	3	8
4	9	8	2	6	3	5	1	7
6	7	1	9	4	2	3	8	5
2	4	9	3	5	8	1	7	6
8	5	3	6	1	7	9	2	4
7	3	4	1	9	6	8	5	2
1	8	5	7	2	4	6	9	3
9	6	2	8	3	5	7	4	1

Vanesa Català
Books

Laberinto # 1

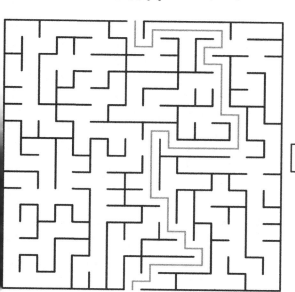

Laberinto # 3

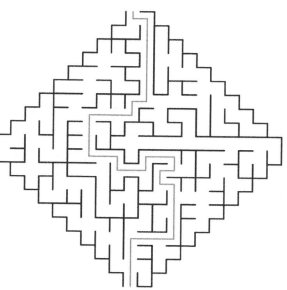

Laberinto # 2

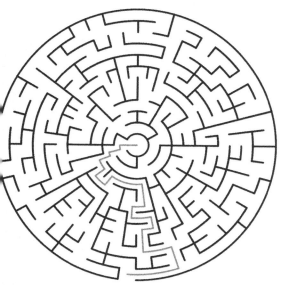

Laberinto # 4

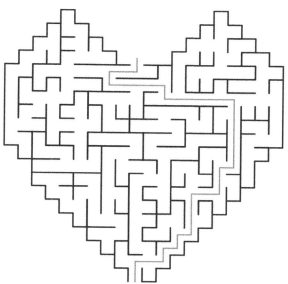

SOLUCIONES

Laberinto # 5

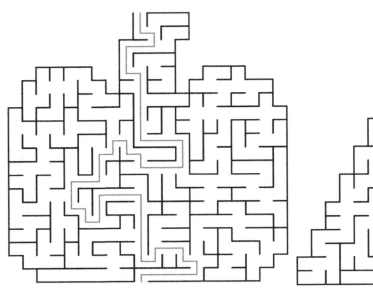

Laberinto # 7

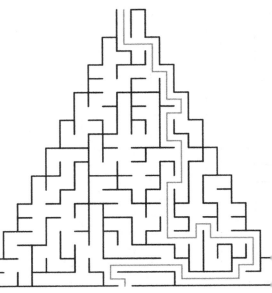

Laberinto # 6

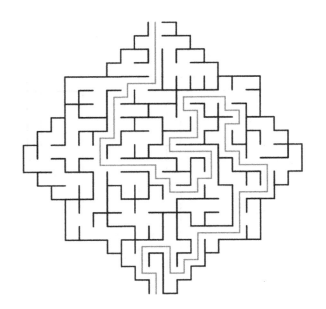

CRUCIGRAMA #1

1. Batidora
2. Sacacorchos
3. Jarra
4. Cacerola
5. Rodillo

Vanesa Català
Books

CRUCIGRAMA #2

1. Almeja
2. Pulpo
3. Medusa
4. Tortuga

CRUCIGRAMA #5

1. Plancha
2. Cortina
3. Llave
4. Vajilla
5. Lámpara

CRUCIGRAMA #3

1. Carpintero
2. Ingeniero
3. Secretaria
4. Agricultor
5. Abogado

CRUCIGRAMA #6

1. Helicóptero
2. Teleférico
3. Tractor
4. Piragua
5. Monopatín

CRUCIGRAMA #4

1. Falda
2. Kimono
3. Mallas
4. Abrigo
5. Cinturón

CRUCIGRAMA #7

1. Berenjena
2. Pomelo
2. Plátanos
4. Piña
5. Calabaza

Made in the USA
Monee, IL
14 October 2024

67737032R00072